心とカラダを整える

おとなのための1分音読

大東文化大学文学部教授
山口謡司

自由国民社

はじめに

「音読なんて、学生時代以来だわ」という人も少なくないかもしれません。

小学生、中学生の時は、よく音読をさせられましたよね。高校生になっても、「マル切りで」などと言われて、句点までの音読みをさせられたりしたことはありませんでしたか？

でも、高校で大学受験の準備が始まる頃から、だんだん音読はしないようになりました。それは、音読をしていると、試験の問題を解く時間が足りなくなってしまうからなのです。

ただ、本書を手に取っている方々の多くは、試験のために広く読書をなさっていた世代ではないかと思います。そうであれば、ぜひ、小・中学校時代に戻ったように、楽しく音読をしてみませんか？　黙読では読み飛ばしていたところに気づくこともあるでしょう。そして、自分の声を通して、文章がもっと心と頭、体に響くことを感じるかもしれません。

この本には、小説や随筆、詩や短歌など、「1分を目安に読める文章」を掲載しています。1分はあくまで目安ですが、長めの文章はスピーディーに、短い詩は2回繰り返すなどするとよいでしょう。本書に収めた名作の数々が心と頭、体に響いてくることを経験したら、今度は原書を手に取って読んでほしいと思うのです。

さて、小学校1年生の時、元気いっぱいに音読をしていた時のことを思い出してみましょう。大きな口を開けて、顔全体の筋肉を使って、明るく元気に大きな声を出して本を読みませんでしたか？

みなさんに、ぜひあの時の元気を、もう一度取り戻してほしいと思うのです。そして、文章の中の主人公になってほしいのです。

朝から音読をすると、気分が爽快です！　夜寝る前にいいお話を声に出して読むと、いい夢に包まれることもありますよ。

現実も大切ですが、音読によって、しばし、本のなかにある世界にたっぷり身を浸すことも、心身に豊かな元気の素を育むことになるのではないでしょうか。これを機会に、小・中学生以来忘れていた、音が奏でる文学作品散策を再発見し、さらに楽しんでいただきたいと思うのです。

二〇一七年十一月吉日　菫雨白水堂

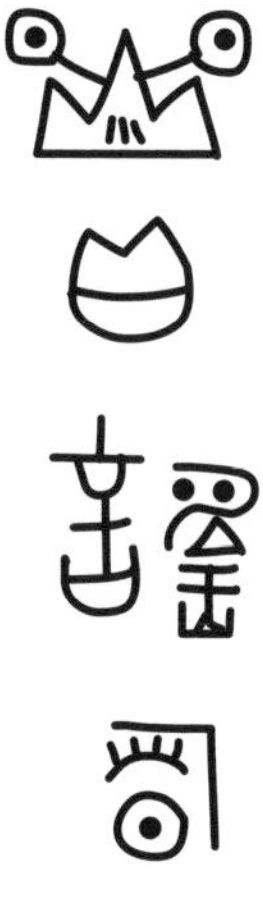

推薦の言葉

毎日の健やかな心とカラダのために、音読をお薦めします。

「音読」というと、学生時代に国語や英語の授業で教科書を読んだことを思い浮かべる人が多いかもしれません。大人が文章を読む時には、「黙読」をすることが圧倒的に多いと思います。

しかし、「音読」には「黙読」にはないメリットがたくさんあります。

1. 気持ちが落ち着きます。

気持ちを落ち着かせる作用があるセロトニン（神経伝達物質）は、音読をすることで多く分泌されます。音読を習慣にすることで、安定した精神状態を導くだけでなく、認知症やうつの予防にも効果が期待できるでしょう。

2. やる気が出てきます。

やる気や自制心を司る脳の前頭葉は、音読によって刺激することができます。前頭葉は意識して動かすことが必要で、音読はその適した手段です。フットワークが軽くなったり、ネガティブな気持ちに向き合うことが上手になったりするでしょう。

3. ストレスが解消し、抵抗力がアップします。

カラオケが好きな人なら、歌を歌ってスッキリした経験があるでしょう。大きな声を出すことで、ストレスホルモンが少なくなるだけでなく、内臓の働きも活性化しますから、病気に対する抵抗力も高まる可能性があります。歌の苦手な人でも音読なら気軽に始められます。

4. 脳が活性化されます。

「黙読」では目で情報を読み取って脳にインプットしますが、「音読」では声に出して文章を読むアウトプットが加わります。音読は視覚と聴覚の両方を同時に用いることで、脳の活性化に効果があるのです。

5. 誤嚥性肺炎の予防に役立ちます。

のどの筋肉は年齢とともに衰えていきます。本来食道に入るべき食べ物が誤って気管に入ることで起こる誤嚥性肺炎は、年を重ねるとともに気をつけたい病気のひとつです。予防のためにも、音読でのどの筋肉を自然に鍛えましょう。

このように、音読には心とカラダに心地よい、さまざまな効果が期待できます。

本書には、誰もが一度は読んだことのある名文から、あまり知られていないけれど読んでみると実に味わい深い佳作まで、1分を目安に読むことができるバラエティーに富んだ文章が収められています。子どものものだけにしておくのは、あまりにももったいない音読。1日のスタートや眠る前のわずかな時間など、あなたの生活に毎日少しずつ取り入れてみませんか。

医師・ジャーナリスト　森田　豊

目次

第2章 気持ちが落ち着く音読

第3章 音やせりふを楽しむ音読

第1章

元気が出る音読

最初の章では、歯切れの良い文章、じわっと熱気が伝わってくる文章、優しい気持ちになれる文章など、さまざまな観点から元気になれそうな作品を収めました。声に出して読んでみると、きっと明るい気持ちになれることでしょう。

坊《ぼ》っちゃん

夏目漱石《なつめそうせき》

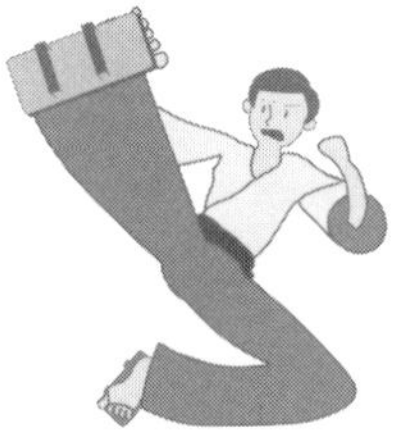

親譲《おやゆず》りの無鉄砲《むてっぽう》で小供《こども》の時《とき》から損《そん》ばかりしている。小学校《しょうがっこう》に居《い》る時分学校《じぶんがっこう》の二階《にかい》から飛《と》び降《お》りて一週間《いっしゅうかん》ほど腰《こし》を抜《ぬ》かした事《こと》がある。なぜそんな無闇《むやみ》をしたと聞《き》く人《ひと》があるかも知《し》れぬ。別段《べつだん》深《ふか》い理由《りゆう》でもない。新築《しんちく》の二階《にかい》から首《くび》を出《だ》していたら、同級生《どうきゅうせい》の一人《ひとり》が冗談《じょうだん》に、いくら威張《いば》っても、そこから飛《と》び降《お》りる事《こと》は出来《でき》まい。弱虫《よわむし》やーい。と囃《はや》したからである。小使《こづかい》に負《お》ぶさって帰《かえ》って来《き》た時《とき》、おやじが大《おお》きな眼《め》をして二階《にかい》ぐらいから飛《と》び降《お》りて腰《こし》を抜《ぬ》かす奴《やつ》があるかと云《い》ったから、

坊っちゃん

明治39（1906）年、雑誌「ホトトギス」の附録として発表されました。東京の物理学校を卒業した江戸っ子「坊っちゃん」が、新任教師として四国愛媛県尋常中学校で経験するドタバタをおもしろく描いています。

無鉄砲

善悪、前後への影響などをよく考えないで事を行うこと。類語に「むこうみず」「むてっぱち」があります。語源は「無手法」と考えられ、「鉄砲」は当て字です。

無闇

「無諳」とも書きます。「前後を考えないこと」「善悪の判断をしないこと」また「度を超して行うこと」。

この次《つぎ》は抜《ぬ》かさずに飛《と》んで見《み》せますと答《こた》えた。親類《しんるい》のものから西洋製《せいようせい》のナイフを貰《もら》って奇麗《きれい》な刃《は》を日《ひ》に翳《かざ》して、友達《ともだち》に見《み》せていたら、一人《ひとり》が光《ひか》る事《こと》は光《ひか》るが切《き》れそうもないと云《い》った。切《き》れぬ事《こと》があるか、何《なん》でも切《き》ってみせると受《う》け合《あ》った。そんなら君《きみ》の指《ゆび》を切《き》ってみろと注文《ちゅうもん》したから、何《なん》だ指《ゆび》ぐらいこの通《とお》りだと右《みぎ》の手《て》の親指《おやゆび》の甲《こう》をはすに切《き》り込《こ》んだ。幸《さいわい》ナイフが小《ちい》さいのと、親指《おやゆび》の骨《ほね》が堅《かた》かったので、今《いま》だに親指《おやゆび》は手《て》に付《つ》いている。しかし創痕《きずあと》は死《し》ぬまで消《き》えぬ。

はす
漢字では「斜」と書き、「ななめ」の意味です。

ワンポイントアドバイス

歯切れのいい江戸っ子らしい言葉で書かれています。「てやんでぇ、べらぼうめぇ」と言わんばかりの、ちょっと乱暴な読み方もしてみて、漱石の言葉のリズムを捉えてみましょう！ きっと漱石の息遣いも聞こえてきます。

夏目漱石
慶応3（1867）年・大正5（1916）年
東京生まれ。英文学者、小説家、漢詩人。俳人・正岡子規との出会いにより文学に開眼。勧善懲悪という江戸時代の文学的束縛から脱却し、「個人」としての人間をより分かりやすい方法で小説に描き出すことに成功しました。

走《はし》れメロス

太宰《だざい》治《おさむ》

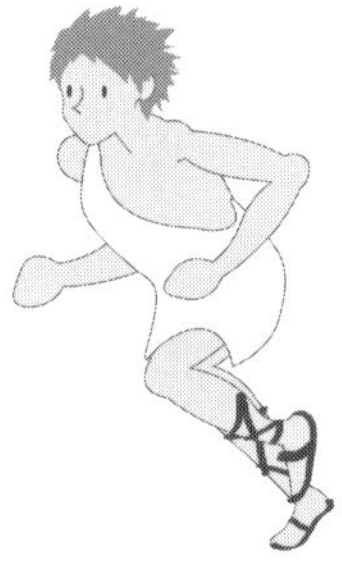

メロスは激怒《げきど》した。必《かなら》ず、かの邪智暴虐《じゃちぼうぎゃく》の王《おう》を除《のぞ》かなければならぬと決意《けつい》した。メロスには政治《せいじ》がわからぬ。メロスは、村《むら》の牧人《ぼくじん》である。笛《ふえ》を吹《ふ》き、羊《ひつじ》と遊《あそ》んで暮《くら》して来《き》た。けれども邪悪《じゃあく》に対《たい》しては、人一倍《ひといちばい》に敏感《びんかん》であった。きょう未明《みめい》メロスは村《むら》を出発《しゅっぱつ》し、野《の》を越《こ》え山越《やまこ》え、十里《じゅうり》はなれた此《こ》のシラクスの市《いち》にやって来《き》た。メロスには父《ちち》も、母《はは》も無《な》い。女房《にょうぼう》も無《な》い。十六《じゅうろく》の、内気《うちき》な妹《いもうと》と二人暮《ふたりぐら》しだ。この妹《いもうと》は、村《むら》の或《あ》る律気《りちぎ》な一牧人《いちぼくじん》を、近々《ちかぢか》、

走れメロス
昭和15(1940)年発表。ギリシャのダーモンとフィジアスという古伝説、またそれに基づくシラーの「担保」という詩をもとに作られた短編小説です。「信実」とは何か、を命を張って証明したメロスの話です。

邪智暴虐
「邪智」は「悪知恵、よくない知恵」です。「暴虐」は「心が荒く人を虐げること、またむごたらしく苦しめること」をいいます。「邪智暴虐」とは、「悪知恵が働き、人を酷く苦しめること、またそういう人」です。

花婿《はなむこ》として迎《むか》える事《こと》になっていた。結婚式《けっこんしき》も間近《まぢ》かなのである。メロスは、それゆえ、花嫁《はなよめ》の衣裳《いしょう》やら祝宴《しゅくえん》の御馳走《ごちそう》やらを買《か》いに、はるばる市《いち》にやって来《き》たのだ。先《ま》ず、その品々《しなじな》を買《か》い集《あつ》め、それから都《みやこ》の大路《おおじ》をぶらぶら歩《ある》いた。メロスには竹馬《ちくば》の友《とも》があった。セリヌンティウスである。今《いま》は此《こ》のシラクスの市《いち》で、石工《いしく》をしている。その友《とも》を、これから訪《たず》ねてみるつもりなのだ。久《ひさ》しく逢《あ》わなかったのだから、訪《たず》ねて行《い》くのが楽《たの》しみである。

ワンポイントアドバイス

太宰治の小説の中でも最も有名なもののひとつで、中学校の教科書にも多く採用されました。幸福に包まれた若者がワクワクしながら友達に会いに行こうとしているところを思い浮かべながら、読んでみてください。

竹馬の友
「幼年時代に、ともに竹馬に乗って遊んだ友人。幼い時からの親しい友だち」です。中国の古典『晋書』に出典がある言葉です。

石工
「いしく」と読んでありますが、「せっこう」という読み方もあります。石を切り出し、または石を刻んで細工する職人さんのことです。「石屋」「石大工」ともいわれました。

太宰 治
明治42(1909)年・昭和23(1948)年
青森県北津軽郡金木村出身。実家は県下有数の大地主でした。中学生の頃から作家になることを夢見ていましたが、18歳の時、芥川龍之介の自殺に激しい衝撃を受けます。自棄的、破壊的な力で新しい境地を拓きました。

学問《がくもん》のすすめ

福沢諭吉《ふくざわゆきち》

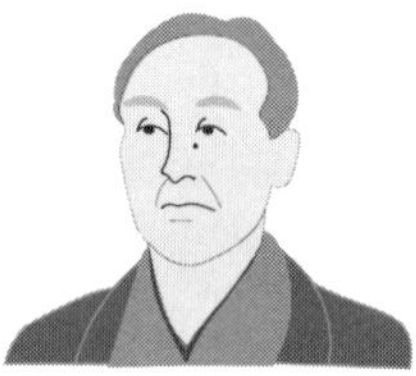

天《てん》は人《ひと》の上《うえ》に人《ひと》を造《つく》らず人《ひと》の下《した》に人《ひと》を造《つく》らずと言《い》えり。されば天《てん》より人《ひと》を生《しょう》ずるには、万人《ばんにん》は万人《ばんにん》みな同《おな》じ位《くらい》にして、生《う》まれながら貴賤上下《きせんじょうげ》の差別《さべつ》なく、万物《ばんぶつ》の霊《れい》たる身《み》と心《こころ》との働《はたら》きをもって天地《てんち》の間《あいだ》にあるよろずの物《もの》を資《と》り、もって衣食住《いしょくじゅう》の用《よう》を達《たっ》し、自由自在《じゆうじざい》、互《たが》いに人《ひと》の妨《さまた》げをなさずしておのおの安楽《あんらく》にこの世《よ》を渡《わた》らしめ給《たも》うの趣意《しゅい》なり。されども

学問のすすめ

明治5（1872）年初編。身分制度がなくなった明治時代の初め、日本人は自分で自分の生計を立てていかなくてはならない時代を迎えます。「学問こそが人を救うのだ！」と最初に人に伝えたのがこの本でした。

今《いま》、広《ひろ》くこの人間世界《にんげんせかい》を見渡《みわた》すに、かしこき人《ひと》あり、おろかなる人《ひと》あり、貧《まず》しきもあり、富《と》めるもあり、貴人《きじん》もあり、下人《げにん》もありて、その有様雲《ありさまくも》と泥《どろ》との相違《そうい》あるに似《に》たるはなんぞや。その次第《しだい》はなはだ明《あき》らかなり。実語教《じつごきょう》に、「人学《ひとまな》ばざれば智《ち》なし、智《ち》なき者《もの》は愚人《ぐにん》なり」とあり。されば賢人《けんじん》と愚人《ぐにん》との別《べつ》は学《まな》ぶと学《まな》ばざるとによりてできるものなり。

なんぞや
「何としたことか。どうしたことか。何ということか」という意味ですが、この文章から、強い疑問と同時にそれを強調して、その理由を知らない相手を咎めるような意志が伝わって来ます。

実語教
儒教の経典などから子どもにも分かるような文章を抜粋して作られた書物。平安時代に編纂されたといわれ、江戸時代には寺子屋の教科書としても使われていました。

ワンポイントアドバイス

知識がなく、道理が分からない人の目を覚まさせる「啓蒙書」です。だれにでも分かるように、ハキハキとした声で読んでみてはいかがでしょうか。読んでいる自分自身の目もきっと啓（ひら）いて来るに違いありません。

福沢諭吉
天保6（1835）年・明治34（1901）年
中津藩（現・大分県中津市）出身。1860年渡米、また1862年には渡欧。1868年慶應義塾を創設、世界を視野に学問と教育を行うようになります。1984年以来、一万円札の肖像として描かれています。

寒中《かんちゅう》の木《き》の芽《め》

内村鑑三《うちむらかんぞう》

一、春《はる》の枝《えだ》に花《はな》あり
夏《なつ》の枝《えだ》に葉《は》あり
秋《あき》の枝《えだ》に果《か》あり
冬《ふゆ》の枝《えだ》に慰《なぐさめ》あり

二、花散《はなち》りて後《のち》に
葉落《はお》ちて後《のち》に
果失《かう》せて後《のち》に
芽《め》は枝《えだ》に顕《あらわ》はる

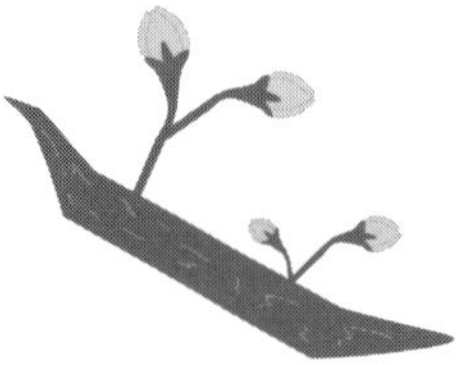

寒中の木の芽
自然の営みを美しく詩にしたものです。しかしここには、キリスト教の教えが記されています。「春陽」は神の国の到来を告げることの意味でもあるのです。

果
くだもの、果物のことです。

三、嗚呼《ああ》憂《うれい》に沈《しず》むものよ
嗚呼《ああ》不幸《ふこう》をかこつものよ
嗚呼《ああ》冀望《きぼう》の失《う》せしものよ
春陽《しゅんよう》の期《き》近《ちか》し

四、春《はる》の枝《えだ》に花《はな》あり
夏《なつ》の枝《えだ》に葉《は》あり
秋《あき》の枝《えだ》に果《か》あり
冬《ふゆ》の枝《えだ》に慰《なぐさめ》あり

ワンポイントアドバイス

神に祈る、あるいは賛美歌を歌うような気持ちで読んでみてはいかがでしょうか。もちろん、宗教的な意識などいりません。人生を四季に喩えて読むこともできます。実りのある人生を作るのは自分です。

憂
憂いです。漢字の成り立ちから説明すると、「頁」に似た上部は、「頭」。「冖」は塞がっていること。「夂」は足が絡まっていることです。心が塞がり、頭がいっぱいになって歩けない状態を表します。

かこつ
「心が満たされないのを何かのせいにして恨み嘆く、嘆いて訴える」ということです。漢字では「喞つ」「託つ」と書きます。

冀望
「希望」とも書きます。「冀」は「こいねが・う」とも読みます。心から、あることが実現するのを待ち望むことをいいます。

春陽
「春の日の光、春の日ざし」また「季節としての春」をいいます。

期
「時期」をいいます。ここでは「機会」と言い換えることもできます。

内村鑑三
万延2（1861）年・昭和5（1930）年
江戸小石川（現・東京都文京区）出身。15歳で札幌農学校に入学し、ここでキリスト教に改宗します。明治17（1884）年から4年間アメリカ留学。帰国後、若者に影響を与える多くの著作を著しました。

怪人二十面相《かいじんにじゅうめんそう》

江戸川乱歩《えどがわらんぽ》

そのころ、東京中《とうきょうじゅう》の町《まち》という町《まち》、家《うち》という家《うち》では、ふたり以上《いじょう》の人《ひと》が顔《かお》をあわせさえすれば、まるでお天気《てんき》のあいさつでもするように、怪人《かいじん》「二十面相《にじゅうめんそう》」のうわさをしていました。

「二十面相《にじゅうめんそう》」というのは、毎日《まいにち》毎日《まいにち》、新聞記事《しんぶんきじ》をにぎわしている、ふしぎな盗賊《とうぞく》のあだ名《な》です。その賊《ぞく》は二十《にじゅう》のまったくちがった顔《かお》を持《も》っているといわれていました。つまり、変装《へんそう》がとびきりじょうずなのです。

怪人二十面相

昭和11（1936）年から昭和37（1962）年まで続いた少年少女向け『少年探偵シリーズ』のひとつです。ラジオドラマ、テレビ、映画などにもなってたくさんの人を楽しませました。

どんなに明《あか》るい場所《ばしょ》で、どんなに近《ちか》よってながめても、少《すこ》しも変装《へんそう》とはわからない、まるでちがった人《ひと》に見《み》えるのだそうです。老人《ろうじん》にも若者《わかもの》にも、富豪《ふごう》にも乞食《こじき》にも、学者《がくしゃ》にも無頼漢《ぶらいかん》にも、いや、女《おんな》にさえも、まったくその人《ひと》になりきってしまうことができるといいます。

では、その賊《ぞく》のほんとうの年《とし》はいくつで、どんな顔《かお》をしているのかというと、それは、だれひとり見《み》たことがありません。

無頼漢
酒や賭け事に耽って、生活に頼りのない人のことです。

賊
他人に危害を与える人。人のものを盗んだり、人のものを破壊したりして悪事を働く人のことです。

ワンポイントアドバイス

怪人が出て来る話です。ちょっと声を低くして、怖い話を子どもに話して聞かせるということを意識して読んでみましょう。ただ、低い声はあまり長く出さないように。咽に負担が掛かりすぎることがありますから。

江戸川乱歩
明治27(1894)年・昭和40(1965)年 三重県名賀郡名張町(現・名張市)出身。推理小説家。江戸川乱歩のペンネームは、アメリカの恐怖小説・推理小説家、エドガー・アラン・ポーに由来します。

吾輩《わがはい》は猫《ねこ》である

夏目漱石《なつめそうせき》

吾輩《わがはい》は猫《ねこ》である。名前《なまえ》はまだ無《な》い。どこで生《うま》れたかとんと見当《けんとう》がつかぬ。何《なん》でも薄暗《うすぐら》いじめじめした所《ところ》でニャーニャー泣《な》いていた事《こと》だけは記憶《きおく》している。吾輩《わがはい》はここで始《はじ》めて人間《にんげん》というものを見《み》た。しかもあとで聞《き》くとそれは書生《しょせい》という人間中《にんげんちゅう》で一番獰悪《いちばんどうあく》な種族《しゅぞく》であったそうだ。この書生《しょせい》というのは時々我々《ときどきわれわれ》を捕《つかま》えて煮《に》て食《く》うという話《はなし》である。しかしその当時《とうじ》は何《なん》という考《かんがえ》もなかったから別段恐《べつだんおそろ》しいとも思《おも》わなかった。ただ彼《かれ》の掌《てのひら》に

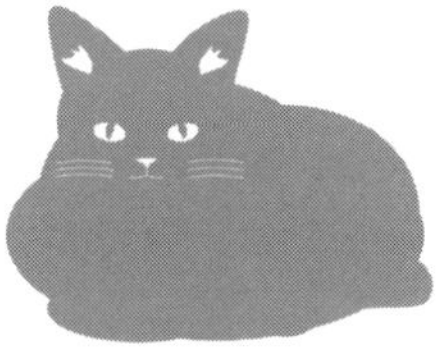

吾輩は猫である
明治38（1905）年に発表された夏目漱石の処女小説。名前のない雄猫が、珍野苦沙弥（ちんの・くしゃみ）という英語の先生のところで繰り広げられる人間の生活を観察して話すというとってもおもしろい本です。

書生
人の家に住み込み、家事を手伝いながら勉学をする人です。明治時代から大正時代まで、特に地方から出て来た学生は人の家に住み込んで勉強をしていました。

獰悪
間違って「ねいあく」と読まないでください。ちなみに「獰猛」は「どうもう」と読みます。「獰悪」は、性質・様子が凶悪で荒々しいことをいいます。

載《の》せられてスーと持《も》ち上《あ》げられた時何《ときなん》だかフワフワした感《かん》じがあったばかりである。掌《てのひら》の上《うえ》で少《すこ》し落《お》ちついて書生《しょせい》の顔《かお》を見《み》たのがいわゆる人間《にんげん》というものの見始《みはじめ》であろう。この時妙《ときみょう》なものだと思《おも》った感《かん》じが今《いま》でも残《のこ》っている。第一毛《だいいちけ》をもって装飾《そうしょく》されべきはずの顔《かお》がつるつるしてまるで薬缶《やかん》だ。その後猫《ごねこ》にもだいぶ逢《あ》ったがこんな片輪《かたわ》には一度《いちど》も出会《でく》わした事《こと》がない。のみならず顔《かお》の真中《まんなか》があまりに突起《とっき》している。

ワンポイントアドバイス

ちょっと上から目線のオスネコ、という感じで読んでみてください。本文を見ても分かるように語彙力にも満ち、観察眼に優れたネコなのです。でも、やっぱりネコはネコ。ニャーニャー式に読むのもいいかもしれません。

夏目漱石

慶応3（1867）年・大正5（1916）年
江戸牛込（現・東京都新宿区）出身。帝国大学（後の東京帝国大学）英文科卒。英語の先生を経てイギリスに留学しました。帰国後東大の先生になりますが、『吾輩は猫である』の成功によって小説家の道を歩みました。

非凡人《ひぼんじん》と凡人《ぼんじん》の遺書《いしょ》

岡本一平《おかもといっぺい》

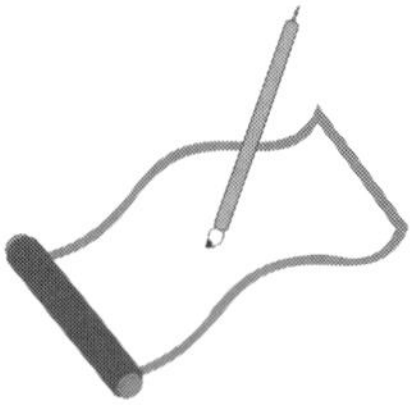

牛《うし》や魚《さかな》は死《し》ぬ時遺言《ときゆいごん》しない。鳥《とり》や松《まつ》の木《き》も死《し》ぬ時遺言《ときゆいごん》しない。遺言《ゆいごん》するのは人間《にんげん》だけである。死《し》ぬ時自分以外《ときじぶんいがい》に他《ほか》あるを顧《かえり》みて其処《そこ》に何《なに》か責任上《せきにんじょう》の一言《ひとこと》を遺《のこ》して置《お》く。これ人間《にんげん》が万物《ばんぶつ》の霊長《れいちょう》たる由縁《ゆえん》であら《ろ》う。毎年正月元日《まいとししょうがつがんじつ》に筆《ふで》を改《あらた》めて遺言状《ゆいごんじょう》を書《か》き直《なお》すといふ《う》用意周到《よういしゅうとう》の人《ひと》が僕《ぼく》の知《し》ってる範囲《はんい》で二人《ふたり》ある。然《しか》も二人共可成《ふたりともかな》り永生《ながい》き

非凡人と凡人の遺書
昭和2（1927）年、雑誌「中央公論」に発表された随筆です。大正から昭和初期に掛けて漫画と随筆などで人気を博した岡本一平のエスプリがキラリと光る一篇です。

の方《かた》なので何通《なんつう》書《か》き直《なお》したか判《わか》らぬ。年々《ねんねん》そう書《か》き直《なお》す必要《ひつよう》があるだら《ろ》うかと訊《き》いたら一人《ひとり》は『葬儀車《そうぎしゃ》だって年々《ねんねん》進化《しんか》するだら《ろ》う?』一人《ひとり》は『年々遺言状《ねんねんゆいごんじょう》の思想《しそう》が旧《ふる》くなって行《い》くから』といった。二人共遺言状《ふたりともゆいごんじょう》を書《か》く真剣《しんけん》さを用《もち》ゐて自分《じぶん》の魂《たましい》をあらため験《けんす》るのだった。中々《なかなか》ずるい。

験る
漢文的な使い方です。今なら「試してみる」「試験をしてみる」というような書き方をする言葉です。

ワンポイントアドバイス

岡本一平の文章は、リズムもよく軽快です。サラサラと一筆で描くウィットに富む一平の漫画にも、よく通じるところがあります。でも、じっくり読むと、何か大切なものに気づかされる点があります。

岡本一平
明治19(1886)年・昭和23(1948)年
芸術家・岡本太郎の父、小説家岡本かの子の夫です。夏目漱石に絵の才能を認められて、朝日新聞社に入社し、新聞、雑誌あらゆる媒体に漫画と文章を添えるという新しい表現を生み出した人です。

檸檬《れもん》

梶井基次郎《かじいもとじろう》

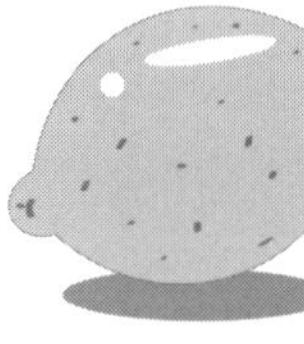

いったい私《わたし》はあの檸檬《れもん》が好《す》きだ。レモンエロウの絵具《えのぐ》をチューブから搾《しぼ》り出《だ》して固《かた》めたようなあの単純《たんじゅん》な色《いろ》も、それからあの丈《たけ》の詰《つ》まった紡錘形《ぼうすいけい》の恰好《かっこう》も。——結局《けっきょく》私《わたし》はそれを一《ひと》つだけ買《か》うことにした。それからの私《わたし》はどこへどう歩《ある》いたのだろう。私《わたし》は長《なが》い間《あいだ》街《まち》を歩《ある》いていた。始終《しじゅう》私《わたし》の心《こころ》を圧《おさ》えつけていた不吉《ふきつ》な塊《かたまり》がそれを握《にぎ》った瞬間《しゅんかん》からいくらか弛《ゆる》んで来《き》たとみえて、私《わたし》は街《まち》の上《うえ》で非常《ひじょう》に幸福《こうふく》であった。あんなに執拗《しっこ》かった憂鬱《ゆううつ》が、そんなものの一顆《いっか》で紛《まぎ》らされる—

檸檬
大正14（1925）年に発表された小説です。大阪出身の高校生であった作者が京都にいた時に書かれました。書店に行って画集を積み、その上に檸檬を置く。その檸檬が爆弾だったらと作者は空想するのです。

レモンエロウ
レモン・イエロー、レモン色です。日本ではまだ当時、レモンは珍しい果物でした。

紡錘形
糸巻きの心棒に糸を巻いた形です。円柱状で中ほどが太く、両端が次第に細くなっています。レモンの形を作者は紡錘形と言っています。

一顆
果物を数える時の数詞です。塊になった

―あるいは不審《ふしん》なことが、逆説的《ぎゃくせつてき》なほんとうであった。それにしても心《こころ》というやつはなんという不可思議《ふかしぎ》なやつだろう。

その檸檬《れもん》の冷《つめ》たさはたとえようもなくよかった。その頃《ころ》私《わたし》は肺尖《はいせん》を悪《わる》くしていていつも身体《からだ》に熱《ねつ》が出《で》た。事実友達《じじつともだち》の誰彼《だれかれ》に私《わたし》の熱《ねつ》を見《み》せびらかすために手《て》の握《にぎ》り合《あ》いなどをしてみるのだが私《わたし》の掌《てのひら》が誰《だれ》のよりも熱《あつ》かった。その熱《あつ》い故《せい》だったのだろう、握《にぎ》っている掌《てのひら》から身内《みうち》に浸《し》み透《とお》ってゆくようなその冷《つめ》たさは快《こころよ》いものだった。

ものを数える時に使う数詞で、印鑑も実は「一顆、二顆」と数えます。

肺尖
肺の上部。肺結核の初期症状を肺尖カタルともいいます。梶井基次郎は肺結核で亡くなりました。

ワンポイントアドバイス

19歳で死の病を宣告された作者は、やるせなさに満ちていたでしょう。そこに儚く浮かんで見えるのがレモンです。自暴自棄になりそうな自分を今唯一支えているレモン、ということを思い浮かべて読んでみてください。

梶井基次郎
明治34（1901）年・昭和7（1932）年
大阪出身。19歳の時に肺尖カタルと診断されてから大正期のデカダンスの風潮もあって放蕩と波瀾の人生を歩みました。31歳で死亡。残る二十篇余の短編は珠玉の名品といわれています。

再《ふた》び歌《うた》よみに与《あた》ふる書《しょ》

正岡子規《まさおかしき》

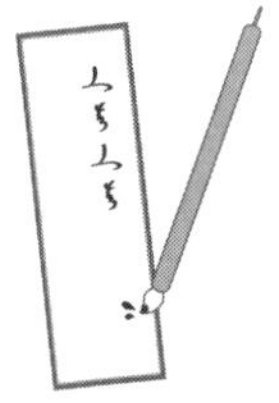

貫之《つらゆき》は下手《へた》な歌《うた》よみにて『古今集《こきんしゅう》』はくだらぬ集《しゅう》に有之候《これありそうろう》。その貫之《つらゆき》や『古今集《こきんしゅう》』を崇拝《すうはい》するは誠《まこと》に気《き》の知《し》れぬことなどと申《もう》すものの、実《じつ》はかく申《もう》す生《せい》も数年前《すうねんまえ》までは『古今集《こきんしゅう》』崇拝《すうはい》の一人《ひとり》にて候《そうろ》ひしかば、今日《きょう》世人《せじん》が『古今集《こきんしゅう》』を崇拝《すうはい》する気味合《きみあい》は能《よ》く存申候《ぞんじもうしそうろう》。崇拝《すうはい》してゐる間《あいだ》は誠《まこと》に歌《うた》といふ《う》ものは優美《ゆうび》にて『古今集《こきんしゅう》』は殊《こと》にその

再び歌よみに与ふる書
明治31（1898）年に発表された歌論です。伝統的な和歌を全面的に否定し、近現代の短歌への先鞭を付けた画期的な論策です。紀貫之だけでなく藤原定家の歌にも「ろくなものがない」と書いています。

貫之
紀貫之（866あるいは872～945頃）のこと。平安時代前期の歌人、貴族で、『古今和歌集』の撰者の一人、また三十六歌仙の一人、『土佐日記』の作者です。

古今集
『古今和歌集』の略称です。醍醐天皇（在位897～930）の勅命によって編集され、905年に奏上されました。全部で二十巻、千百十一首が収められています。

有之候
「これ・あり・そうろう」と読みます。江戸時代までの文章は「候」で終わるものがほとんどで、これらを「候文」と呼びました。この文章は「書」と題されるように手紙に模して書かれています。

生
自分のことを言った言葉です。男子が自分を謙遜して用いる語で、「小生」と言ったりもします。

候ひしかば

粋《すい》を抜《ぬ》きたる者《もの》とのみ存候《ぞんじそうろい》ひしも、三年《さんねん》の恋《こい》一朝《いっちょう》にさめて見《み》れば、あんな意気地《いくじ》のない女《おんな》に今《いま》までばかされてをった事《こと》かと、くやしくも腹立《はらだ》たしく相成候《あいなりそうろう》。先《ま》づ『古今集《こきんしゅう》』といふ《う》書《しょ》を取《と》りて第一枚《だいいちまい》を開《ひら》くと直《ただ》ちに「去年《こぞ》とやいは《わ》ん今年《ことし》とやいは《わ》ん」といふ《う》歌《うた》が出《で》て来《く》る、実《じつ》に呆《あき》れ返《かえ》った無趣味《むしゅみ》の歌《うた》に有之候《これありそうろう》。

ワンポイントアドバイス

基本的に体裁が手紙の文章ということになっていますので、誰かに読んで聞かせるように読みましょう。その実、内容はとっても激しい思いにあふれています。人を納得させるための手紙なのです。

「〜であったので」という意味です。

世人
「世の中の人」「世間の人」「みんな」という意味です。

気味合
「気分」や「趣」、また「感じ方」という意味です。

存申候
「ぞんじ・もうし・そうろう」と読みます。「わかっております」という意味です。

粋を抜きたる
「特に秀でている」という意味です。

存候ひしも
「と、思っていたのだけれども」という意味です。

相成候
「あい・なり・そうろう」と読みます。「と、なってしまったのでした」という意味です。

第一枚
「1ページ目」「初めのページ」という意味です。

正岡子規
慶応3（1867）年・明治35（1902）年
伊予国温泉郡（現・愛媛県松山市）出身。肺結核に冒されながら、俳句、短歌、新体詩、小説、随筆などに、近代的で新しい境地を開拓しました。夏目漱石を文学に開眼させた人でもあります。

平凡《へいぼん》

二葉亭四迷《ふたばていしめい》

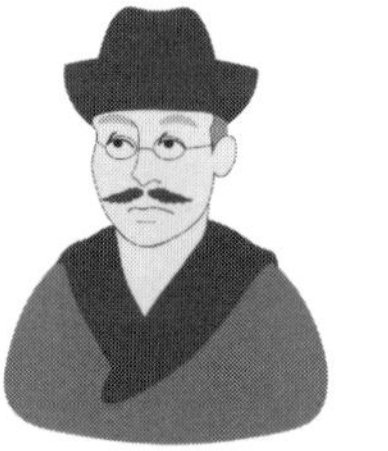

私《わたし》は今年《ことし》三十九《さんじゅうく》になる。人世五十《じんせいごじゅう》が通相場《とおりそうば》なら、まだ今日《きょう》明日《あす》穴《あな》へ入《はい》ろうとも思《おも》わぬが、しかし未来《みらい》は長《なが》いようでも短《みじか》いものだ。過去《すぎさ》って了《しま》えば実《じつ》に呆気《あっけ》ない。まだまだと云《い》ってる中《うち》にいつしか此世《このよ》の隙《ひま》が明《あ》いて、もうおさらばという時節《じせつ》が来《く》る。其時《そのとき》になって幾《いく》ら足掻《あが》いたって藻掻《もが》いたって追付《おっつ》かない。覚悟《かくご》をするなら今《いま》の中《うち》だ。

いや、しかし私《わたし》も老込《おいこ》んだ。三十九《さんじゅうく》には老込《おいこ》

平凡

明治40（1907）年から新聞に連載された小説です。二葉亭四迷、最後の作品です。「文学」という毒を食った人を主人公にして、自らの一生、また「文学」を批判的に書いたものです。

三十九

1900年代、人の寿命は50歳といわれていました。例えば夏目漱石は49歳で亡くなっています。四迷にとっての39歳は、最後にもうひとつだけ大きな仕事ができるだろうかという不安に打ち震えていた時でした。

通相場

世間一般の人たちが常識と考えていることです。

穴

お墓のことです。

隙が明いて

「時間がなくなって」という意味。もともとは「暇になる」という意味で使われていましたが、「此世の隙が明いて」は「この世で暇（わずかの時間）になって」ということから「この世にいる時間がなくなって」という意味で使われるようになりました。

みようがチト早過《はやす》ぎるという人《ひと》も有《あ》ろうが、気《き》の持方《もちかた》は年《とし》よりも老《ふ》けた方《ほう》が好《よ》い。それだと無難《ぶなん》だ。

如何《どう》して此様《こん》な老人《としより》じみた心持《こころもち》になったものか知《し》らぬが、強《あなが》ち苦労《くろう》をして来《き》た所為《せい》では有《あ》るまい。私位《わたしぐらい》の苦労《くろう》は誰《だれ》でもしている。尤《もっと》も苦労《くろう》しても一向《いっこう》苦労《くろう》に負《め》げぬ何時迄《いつまで》も元気《げんき》な人《ひと》もある。

！ ワンポイントアドバイス

人生も後半を迎え、疲れと諦めが出た感じで読んでみてはいかがでしょうか。ただ、まだこの文章にはしっかりした意志があります。「くたばってしめぇ！」と自分を罵る力をお腹のところに溜めて読んでみてください。

二葉亭四迷

元治元（1864）年 - 明治42（1909）年

処女小説『浮雲』を、師である坪内逍遥の名を借りて出版したことを悔やんで、自分に対して「くたばってしめぇ」と自戒して付けたペンネームです。朝日新聞特派員としてロシアに赴任し、帰国中に亡くなりました。

恋《こい》

与謝野晶子《よさのあきこ》

わが恋《こい》を人《ひと》問《と》ひ《い》給《たも》ふ《う》。
わが恋《こい》を如何《いか》に答《こた》へ《え》ん、
譬《たと》ふ《う》れば小《ちさ》き塔《とう》なり、
礎《いしずえ》に二人《ふたり》の命《いのち》、
真柱《まばしら》に愛《あい》を立《た》てつつ、
層《そう》ごとに学《がく》と芸術《げいじゅつ》、
汗《あせ》と血《ち》を塗《ぬ》りて固《かた》めぬ。
塔《とう》は是《こ》れ無極《むきょく》の塔《とう》、

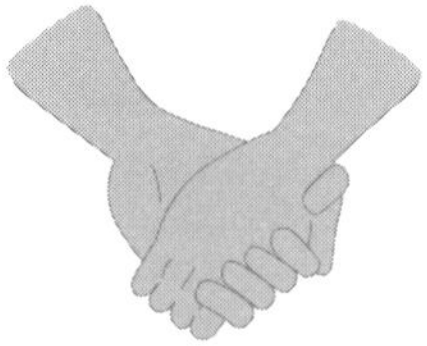

晶子詩篇全集
昭和4（1929）年に出版された詩集です。与謝野晶子は、「やは肌のあつき血汐にふれも見でさびしからずや道を説く君」などと歌った『みだれ髪』の歌人として有名ですが、詩も作っていました。

人問ひ給ふ
「人がおたずねになります」という意味です。

如何に答へん
「どのように答えましょうか」という意味です。

無極
「極まることがない」という意味です。

更《さら》に積《つ》み、更《さら》に重《かさ》ねて、
世《よ》の風《かぜ》と雨《あめ》に当《あた》らん。
猶卑《なおひく》し、今立《いまた》つ所《ところ》、
猶狭《なおせま》し、今見《いまみ》る所《ところ》、
天《あま》つ日《ひ》も多《おお》くは射《さ》さず、
寒《さむ》きこと二月《にがつ》の如《ごと》し。
頼《たの》めるは、微《かすか》なれども
唯《た》だ一《ひと》つ内《うち》なる光《ひかり》。

ワンポイントアドバイス

恋とは何かと問われて、二人の愛を基礎に、学問と芸術によってさらに高く伸びて行こうとするものと答える晶子。背筋を伸ばし、力強く、眼光を鋭くして読みたい一篇です。

猶卑し
「まだまだ高くない」「まだまだ足りない」という意味です。

天つ日
「天から射すお日様の光」という意味です。

与謝野晶子
明治11（1878）年・昭和17（1942）年
堺県（現・大阪府堺市）生まれ。9歳で漢学塾に入り、また琴や三味線なども習ったが、12～13歳頃からたくさんの小説を読み始めました。そして与謝野鉄幹と知り合うことにより歌人への道を歩みました。

希望《きぼう》について

三《み》木《き》清《きよし》

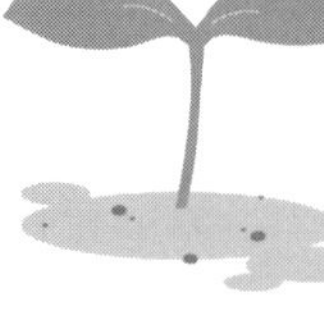

人生《じんせい》においては何事《なにごと》も偶然《ぐうぜん》である。しかしまた人生《じんせい》においては何事《なにごと》も必然《ひつぜん》である。このや《よ》うな人生《じんせい》を我々《われわれ》は運命《うんめい》と稱《しょう》してゐ《い》る。もし一切《いっさい》が必然《ひつぜん》であるなら運命《うんめい》といふ《う》ものは考へ《かんがえ》られないであら《ろ》う。だがもし一切《いっさい》が偶然《ぐうぜん》であるなら運命《うんめい》といふ《う》ものはまた考へ《かんがえ》られないであら《ろ》う。偶然《ぐうぜん》のものが必然《ひつぜん》の、必然《ひつぜん》のものが偶然《ぐうぜん》の意味《いみ》をもつてゐ《い》る故《ゆえ》に、人生《じんせい》は運命《うんめい》なのである。

人生論ノート

雑誌「文学界」の同人として昭和13（1938）年から昭和16（1941）年にかけて断続的に掲載されたエッセイを一冊にまとめたものです。最愛の妻を失い、ひとりで娘を育てながら書いた、三木清という思想家の思索の過程です。

稱（しょう）してゐ（い）る

「呼んでいる」という意味です。「稱」は「称」の旧字体です。

希望《きぼう》は運命《うんめい》の如《ごと》きものである。それはいは《わ》ば運命《うんめい》といふ《う》ものの符號《ふごう》を逆《ぎゃく》にしたものである。もし一切《いっさい》が必然《ひつぜん》であるなら希望《きぼう》といふ《う》ものはあり得《え》ないであらう《ろ》。しかし一切《いっさい》が偶然《ぐうぜん》であるなら希望《きぼう》といふ《う》ものはまたあり得《え》ないであらう《ろ》。人生《じんせい》は運命《うんめい》であるやうに《よ》、人生《じんせい》は希望《きぼう》である。運命的《うんめいてき》な存在《そんざい》である人間《にんげん》にとって生《い》きてゐ《い》ることは希望《きぼう》を持《も》ってゐ《い》ることである。

符號
「符号」「しるし」です。「相互の関連を突き合わせるためにつけておく目じるし」という意味で使われています。

ワンポイントアドバイス
三木清は、自らの思索の過程を表すようなゴツゴツと角張った文字で原稿用紙を埋めていきました。音読する時もサラサラと読まず、訥々と頭に言葉のイメージを浮かべながら読んでみてください。

三木 清
明治30(1897)年 - 昭和20(1945)年
現・兵庫県たつの市出身。高校の時読んだ西田幾多郎の『善の研究』に圧倒され、京都大学哲学科へ進学。またドイツ、フランスに留学して独自の哲学を構築しました。48歳、終戦直後に獄死しました。

宮本武蔵《みやもとむさし》

吉川英治《よしかわえいじ》

——どうなるものか、この天地《てんち》の大《おお》きな動《うご》きが。もう人間《にんげん》の個々《ここ》の振舞《ふるま》いなどは、秋《あき》かぜの中《なか》の一片《いっぺん》の木《こ》の葉《は》でしかない。なるようになッてしまえ。

武蔵《たけぞう》は、そう思《おも》った。

屍《かばね》と屍《かばね》のあいだにあって、彼《かれ》も一個《いっこ》の屍《かばね》かのように横《よこ》たわったまま、そう観念《かんねん》していたのである。

「——今《いま》、動《うご》いてみたッて、仕方《しかた》がない」

けれど、実《じつ》は、体力《たいりょく》そのものが、もうどうにも動《うご》けなかったのである。武蔵自身《たけぞうじしん》は、気《き》

宮本武蔵

剣豪・宮本武蔵の成長を描いた作品で、昭和10（1935）年から4年にわたって朝日新聞に連載されました。戦時下の世相と相まって新聞小説史上類を見ない支持を得、大衆小説の代表的な作品となったものです。

づいていないらしいが、体《からだ》のどこかに、二《ふた》つ三《みっ》つ、銃弾《たま》が入《はい》っているに違《ちが》いなかった。

ゆうべ。——もっと詳《くわ》しくいえば、慶長《けいちょう》五年《ごねん》の九月十四日《くがつじゅうよっか》の夜半《よなか》から明《あ》け方《がた》にかけて、この関ヶ原地方《せきがはらちほう》へ、土砂《どしゃ》ぶりに大雨《おおあめ》を落《おと》した空《そら》は、今日《きょう》の午《ひる》すぎになっても、まだ低《ひく》い密雲《みつうん》を解《と》かなかった。そして伊吹山《いぶきやま》の背《せ》や、美濃《みの》の連山《れんざん》を去来《きょらい》するその黒《くろ》い迷雲《めいうん》から時々《ときどき》、サアーッと四里四方《しりしはう》にもわたる白雨《はくう》が激戦《げきせん》の跡《あと》を洗《あら》ってゆく。

ワンポイントアドバイス

大河ドラマの始まりにふさわしい書き出しです。秋の風、時雨の音、そういう自然の音を頭の中に浮かべながら、宮本武蔵と名を変えて剣豪に成長していく青年の声をイメージして読んでみましょう。

慶長
1596年から1615年までの元号です。天皇は後陽成天皇と後水尾天皇、江戸幕府将軍は徳川家康と徳川秀忠でした。

関ヶ原
美濃国不破郡関ヶ原（現・岐阜県不破郡関ケ原町）。1600年10月21日、東軍・徳川家康、西軍・毛利輝元、石田三成が戦った天下分け目の戦の主戦場となりました。

伊吹山
滋賀県米原市、岐阜県揖斐郡揖斐川町、不破郡関ケ原町に跨がる標高1377メートルの山で、琵琶湖国定公園に指定されています。

美濃
現在の岐阜県の南部に当たる地方です。

四里四方
広さが四里（15・7キロメートル）四方であることをいいます。

吉川英治
明治25（1892）年・昭和37（1962）年
神奈川県生まれ。歴史・時代小説家。独学で文章の道を歩み、関東大震災を契機に作家の道へ進みました。『親鸞』『三国志』『新書太閤記』『新・平家物語』などの小説を新聞や雑誌に連載して人気を博しました。

外郎売《ういろううり》(1)

拙者親方《せっしゃおやかた》と申《もう》すは、お立《た》ち合《あ》いのうちに、ご存《ぞん》じのおかたもござりましょうが、お江戸《えど》を発《た》って二十里上方《にじゅうりかみがた》、相州小田原一色町《そうしゅうおだわらいっしきまち》をお過《す》ぎなされて、青物町《あおものちょう》をのぼりへおいでなさるれば、欄干橋虎屋藤右衛門《らんかんばしとらやとうえもん》、只今《ただいま》にては剃髪《ていはつ》いたして、圓齋《えんさい》と名乗《なの》ります。

元朝《がんちょう》より大晦日《おおつごもり》まで、お手《て》に入《い》れますることの薬《くすり》は、昔《むかし》、陳《ちん》の国《くに》の唐人《とうじん》、外郎《ういろう》といえる人《ひと》、我《わ》が朝《ちょう》へ来《き》たり、帝《みかど》へ参内《さんだい》の折《おり》から、こ

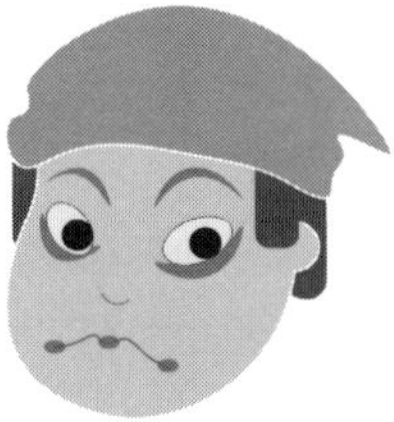

外郎売
歌舞伎十八番（七代目市川團十郎が市川宗家のお家芸として選定した18番の歌舞伎演目）のひとつ。享保3（1718）年に二代目市川團十郎が初演、現在は十二代目團十郎が復活させたものが上演されています。

二十里
一里は3.93キロメートルですが、一般に約4キロメートルとして換算すると80キロメートルとなります。東京日本橋から小田原までの距離は、実際には83.9キロメートルです。

上方
一般には京都・大阪の京阪神地方のことをいいますが、「上」は御所のある場所を表します。

相州
現在の神奈川県の大部分に当たる「相模国」のことをいう別称です。

陳
陳は557年に梁から禅定を受けて建国され、589年に隋の楊堅（文帝）によって亡ぼされました。文面ではこの陳の王

の薬《くすり》を深《ふか》く籠《こ》めおき、用《もち》ゆる時《とき》は一粒《ひとつぶ》ずつ、冠《かぶり》の透《す》き間《ま》より取《と》り出《い》だす。よってその名《な》を帝《みかど》より透頂香《とうちんこう》と賜《たまわ》る。すなわち文字《もんじ》には、頂《いただ》く、透《す》く、香《におい》と書《か》いて、とうちんこうと申《もう》す。只今《ただいま》はこの薬《くすり》、ことのほか世上《せじょう》に広《ひろ》まり、方々《ほうぼう》に似《に》せ看板《かんばん》を出《い》だし、いや小田原《おだわら》の、灰俵《はいだわら》の、さん俵《だわら》の、炭俵《すみだわら》のといろいろに申《もう》せども、平仮名《ひらがな》をもって、ういろうと記《しる》せしは親方《おやかた》、圓齋《えんさい》ばかり。

朝で生まれ618年に建国された唐王朝の世まで生きていた人ということですが、これは言葉の綾で事実ではありません。

唐人
中国から来た人という意味です。

冠
当時の中国の偉い人たちは皆、冠を被っていました。

世上
「世間」「世の中」という意味です。

ワンポイントアドバイス

役者や声優が発声練習を行うために使われたテキストです。わざと舌が回りにくい言葉が並んでいる部分もありますが、難しいと思わずに毎日楽しんで練習すると、日に日に滑舌が良くなる喜びを感じるでしょう。

外郎売《ういろううり》(2)

来《く》るわ来《く》るわ何《なに》が来《く》る、高野《こうや》のお山《やま》のおこけら小僧《こぞう》。狸百匹《たぬきひゃっぴき》、箸百膳《はしひゃくぜん》、天目百杯《てんもくひゃっぱい》、棒八百本《ぼうはっぴゃっぽん》。武具《ぶぐ》、馬具《ばぐ》、武具《ぶぐ》、馬具《ばぐ》、三《み》武具馬具《ぶぐばぐ》、合《あ》わせて武具《ぶぐ》、馬具《ばぐ》、六武具馬具《むぶぐばぐ》。菊《きく》、栗《ぐり》、菊《きく》、栗《ぐり》、三菊栗《みきくぐり》、合《あ》わせて菊栗《きくぐり》、六菊栗《むきくぐり》。麦《むぎ》、ごみ、麦《むぎ》、ごみ、三麦《みむぎ》ごみ、合《あ》わせて麦《むぎ》、ごみ、六麦《むむぎ》ごみ。あの長押《なげし》の長薙刀《ながなぎなた》は誰《た》が長薙刀《ながなぎなた》ぞ。向《む》こうの胡麻殻《ごまがら》は荏《え》の胡麻殻《ごまがら》か、真胡麻殻《まごまがら》か、あれぞほんとの真胡麻殻《まごまがら》。がらぴい、がらぴい風車《かざぐるま》、おきゃ

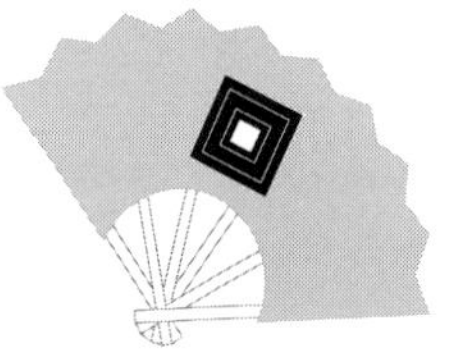

外郎売
現在「外郎売」というと、劇中に出てくる長台詞を指す場合が多いでしょう。俳優・声優の養成所、アナウンサーの研修等で発声練習や滑舌の練習等に用いられています。出典により漢字の読みやアクセントは何種類か存在します。

こけら
「木っ端」「木屑」という意味ですが、「おこけら小僧」とは「こわっぱ」、つまり「小さな小僧」という意味です。

天目
擂鉢状で口縁はわずかにくびれ、高台が低く小さい抹茶茶碗です。

長押
柱から柱へと水平に打ち付けた木材です。

長薙刀
長い柄の先に反った長い刃をつけた武器。

胡麻殻
ゴマを取った後の殻です。

荏
荏胡麻。

小法師
転がしても必ず起き上がる、小さな子どもの僧侶の形をした玩具です。

ゆんべ
「ゆうべ」の「う」が撥音便化したもの。

がれ小法師《こぼうし》、おきゃがれ小法師《こぼうし》、ゆんべもこぼして、またこぼした。たっぽたっぽ、ちりからちりから、つったっぽ、たっぽたっぽ一干蛸《いっひだこ》、落《お》ちたら煮《に》て食《く》うを、煮《に》ても焼《や》いても食《く》われぬものは、五徳《ごとく》、鉄弓《てっきゅう》、金熊童子《かなぐまどうじ》に石熊《いしぐま》、石持《いしもち》、虎熊《とらぐま》、虎鱚《とらぎす》、中《なか》にも東寺《とうじ》の羅生門《らしょうもん》では、茨木童子《いばらぎどうじ》が腕栗五合《うでぐりごんごう》つかんでおむしゃる、かの頼光《らいこう》の膝元《ひざもと》去《さ》らず、鮒《ふな》、きんかん、椎茸《しいたけ》、定《さだ》めて後段《ごだん》な、そば切《き》り、そうめん、うどんか愚鈍《ぐどん》な小新発知《こしんぼち》。

ワンポイントアドバイス

あやうく舌を噛みそうになる言葉がすらりと並んでいます。ゆっくり、しっかり発音しながら少しずつ速く言えるようになりましょう。スラスラ言えるようになると、とっても気持ちがいいですよ！

五徳・鉄弓
「五徳」は金属や陶器で作った3本または4本脚のある輪で、火鉢に立ててやかんや鉄瓶などをかける道具です。「鉄弓」は火の上にかけ渡して魚などをあぶるのに用いる、細い鉄の棒や金属製の網です。

金熊童子・石熊・虎熊
現在の大阪北部・京都・兵庫に掛かる丹波の大江山、あるいは山城国京都の大枝に住んでいたとされる鬼の頭領「酒呑童子」の配下にいた鬼の名前です。

茨木童子
酒呑童子の一番の家来です。

後段
「物語の後の部分」という意味ですが、特に深い意味があるわけではなく、後に続く「うどん」「愚鈍」と韻を踏むものです。

小新発知
仏門に入って間もない人。「愚鈍な小新発知」は「間抜けな小僧」。

女生徒《じょせいと》

太宰《だざい》 治《おさむ》

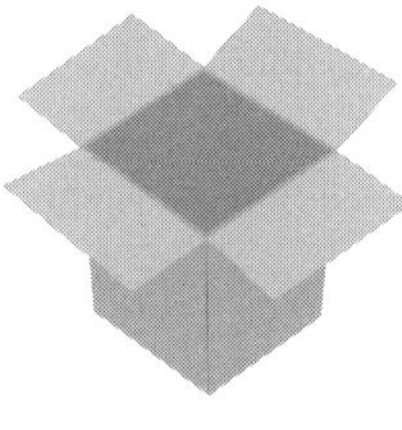

あさ、眼《め》をさますときの気持《きも》ちは、面白《おもしろ》い。かくれんぼのとき、押入《おしい》れの真暗《まっくら》い中《なか》に、じっと、しゃがんで隠《かく》れていて、突然《とつぜん》、でこちゃんに、がらっと襖《ふすま》をあけられ、日《ひ》の光《ひかり》がどっと来《き》て、でこちゃんに、「見《み》つけた！」と大声《おおごえ》で言《い》われて、まぶしさ、それから、へんな間《ま》の悪《わる》さ、それから、胸《むね》がどきどきして、着物《きもの》のまえを合《あわ》せたりして、ちょっと、てれくさく、押入《おしい》れから出《で》て来《き》て、急《きゅう》にむかむか腹立《はらだ》たしく、あの感《かん》じ、いや、ちがう、あの

女生徒

昭和14（1939）年に発表された短編小説で、女性読者から送られてきた日記を基に書かれました。思春期の少女の一日を通してその繊細な心持ちがみずみずしく描き出された、太宰の明るい一面が窺える作品です。

感《かん》じでもない、なんだか、もっとやりきれない。箱《はこ》をあけると、その中《なか》に、また小《ちい》さい箱《はこ》があって、その小《ちい》さい箱《はこ》をあけると、またその中《なか》に、もっと小《ちい》さい箱《はこ》があって、そいつをあけると、また、また、小《ちい》さい箱《はこ》があって、その小《ちい》さい箱《はこ》をあけると、また箱《はこ》があって、そうして、七《なな》つも、八《やっ》つも、あけていって、とうとうおしまいに、さいころくらいの小《ちい》さい箱《はこ》が出《で》て来《き》て、そいつをそっとあけてみて、何《なに》もない、からっぽ、あの感《かん》じ、少《すこ》し近《ちか》い。

ワンポイントアドバイス

ちょっと乙女な気分で読んでみてください。少女というのはこういうふうに物事を考えるものなのでしょう。通学の電車やバスの中でにぎやかにおしゃべりをしている女の子たちの姿は今も変わらず、とても明るい気分にさせてくれます。

太宰 治

明治42（1909）年・昭和23（1948）年
代表作『人間失格』や入水自殺など、太宰と言えば暗く陰気な印象を持っている人が多いかもしれませんが、明るい作品も残しています。作家の代表作やイメージに囚われず、自由に読書を楽しみたいものです。

手袋《てぶくろ》を買《か》いに

新美南吉《にいみなんきち》

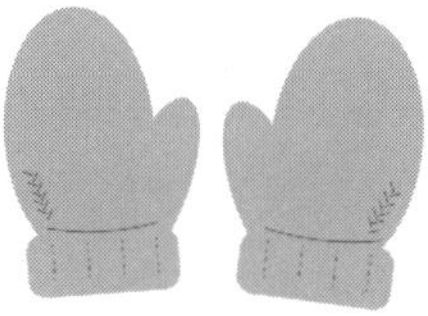

寒《さむ》い冬《ふゆ》が北方《ほっぽう》から、狐《きつね》の親子《おやこ》の棲《す》んでいる森《もり》へもやって来《き》ました。

ある朝洞穴《あさほらあな》から子供《こども》の狐《きつね》が出《で》ようとしましたが、

「あっ。」と叫《さけ》んで眼《め》を抑《おさ》えながら母《かあ》さん狐《ぎつね》のところへころげて来《き》ました。

「母《かあ》ちゃん、眼《め》に何《なに》か刺《さ》さった、ぬいて頂戴《ちょうだい》、早《はや》く早《はや》く。」と言《い》いました。

母《かあ》さん狐《ぎつね》がびっくりして、あわてふためきながら、眼《め》を抑《おさ》えている子供《こども》の手《て》を恐《おそ》る恐《おそ》るとりのけて見《み》

手袋を買いに

児童文学作家・新美南吉の代表作のひとつ。狐の母子を温かい視線で捉えたお話ですが、人間の親子になぞらえて書かれたのは言わずもがなでしょう。作者の死後、童話集『牛をつないだ椿の木』に収められた作品です。

ましたが、何《なに》も刺《さ》さってはいませんでした。母《かあ》さん狐《ぎつね》は洞穴《ほらあな》の入口《いりぐち》から外《そと》へ出《で》て始《はじ》めてわけが解《わか》りました。昨夜《さくや》のうちに、真白《まっしろ》な雪《ゆき》がどっさり降《ふ》ったのです。その雪《ゆき》の上《うえ》からお陽《ひ》さまがキラキラと照《て》らしていたので、雪《ゆき》は眩《まぶ》しいほど反射《はんしゃ》していたのです。雪《ゆき》を知《し》らなかった子供《こども》の狐《きつね》は、あまり強《つよ》い反射《はんしゃ》をうけたので、眼《め》に何《なに》か刺《さ》さったと思《おも》ったのでした。

子供《こども》の狐《きつね》は遊《あそ》びに行《い》きました。真綿《まわた》のように柔《やわ》らかい雪《ゆき》の上《うえ》を駈《か》け廻《まわ》ると、雪《ゆき》の粉《こ》が、しぶきのように飛《と》び散《ち》って小《ちい》さい虹《にじ》がすっと映《うつ》るのでした。

ワンポイントアドバイス

お母さん狐の温かい愛が感じられるように読んでみましょう。また、キラキラ光る白い雪も言葉の端々に感じられるようにするといいと思います。「刺す」「昨夜」「真白」「反射」などのサ行の音がカギになります。

眩しい

「眩しい」という漢字の右側「玄」は、「真っ黒」「真っ暗」という意味です。「目が見えなくなってしまう」という意味ですが、真っ白な雪で目が真っ暗になって見えなくなってしまうというのはおもしろい表現ですね。

新美南吉

大正2(1913)年-昭和18(1943)年
愛知県生まれ。中学時代から雑誌へ投稿を始め、教員生活の傍ら結核で世を去るまでの短い生涯を通じ、温かみのある童話や童謡を残しました。29歳で亡くなったのは、最初の童話集を出版した翌年のことでした。

杜子春《とししゅん》

芥川龍之介《あくたがわりゅうのすけ》

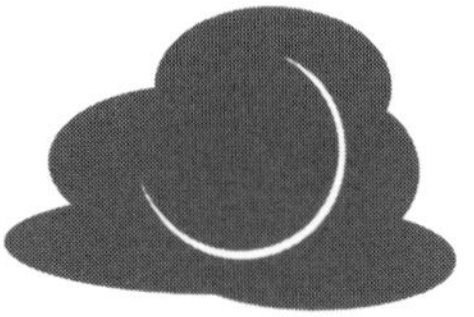

或春《あるはる》の日暮《ひぐれ》です。
唐《とう》の都洛陽《みやこらくよう》の西《にし》の門《もん》の下《した》に、ぼんやり空《そら》を仰《あお》いでいる、一人《ひとり》の若者《わかもの》がありました。
若者《わかもの》は名《な》を杜子春《とししゅん》といって、元《もと》は金持《かねもち》の息子《むすこ》でしたが、今《いま》は財産《ざいさん》を費《つか》い尽《つく》して、その日《ひ》の暮《くら》しにも困《こま》る位《くらい》、憐《あわれ》な身分《みぶん》になっているのです。
何《なに》しろその頃洛陽《ころらくよう》といえば、天下《てんか》に並《なら》ぶもののない、繁昌《はんじょう》を極《きわ》めた都《みやこ》ですから、往来《おうらい》にはまだしっきりなく、人《ひと》や車《くるま》が通《とお》っていま

杜子春
大正９（１９２０）年、雑誌『赤い鳥』に発表されました。中国の古典に題材を取り、芥川流のアレンジを加えています。堕落した生活を送る杜子春が試練を課されて改心するまでを描く、道徳的な内容になっています。

唐
唐王朝（６１８～９０７）は日本の黎明期にあった中国の王朝です。経済的・文化的に非常に発達した唐に、日本からは多くの遣唐使が送られました。吉備真備、空海、最澄などは唐の文化を我が国にもたらした偉人です。

洛陽
唐の首都は長安（今の西安）、洛陽は副都です。首都長安で大規模な工事が行われるような場合、西安から約四百キロ東の洛陽が首都として機能していました。

した。門一《もんいっ》ぱいに当《あた》っている、油《あぶら》のような夕日《ゆうひ》の光《ひかり》の中《なか》に、老人《ろうじん》のかぶった紗《しゃ》の帽子《ぼうし》や、土耳古《トルコ》の女《おんな》の金《きん》の耳環《みみわ》や、白馬《しろうま》に飾《かざ》った色糸《いろいと》の手綱《たづな》が、絶《た》えず流《なが》れて行《い》く容子《ようす》は、まるで画《え》のような美《うつく》しさです。

しかし杜子春《とししゅん》は相変《あいかわ》らず、門《もん》の壁《かべ》に身《み》を凭《もた》せて、ぼんやり空《そら》ばかり眺《なが》めていました。空《そら》には、もう細《ほそ》い月《つき》が、うらうらと靡《なび》いた霞《かすみ》の中《なか》に、まるで爪《つめ》の痕《あと》かと思《おも》う程《ほど》、かすかに白《しろ》く浮《うか》んでいるのです。

ワンポイントアドバイス

周りの風景と杜子春という若者のギャップを思い浮かべてください。贅を尽くして光輝く空気の中に、やるせない気持ちで心が沈んでいる自分です。行間に滲み出る複雑な感情が声になって出る工夫をしてみましょう。

紗
薄絹とも呼ばれ、ぼんやりと向こうが透けて見えるような絹の織物です。

土耳古
西安から西にはすぐにトルコ系の人たちが住む国々がありました。アジア系の顔に青い目をしたトルコ人は、当時の日本人にとってとても不思議な人々に見えました。752年の大仏開眼の時には多くのトルコ人が来日しています。

凭せて
「寄せて支えさせて」という意味です。

芥川龍之介
明治25（1892）年・昭和2（1927）年
東京生まれ。優れた短編を数多く残し、『杜子春』『蜘蛛の糸』等子ども向けの作品も書きました。35歳で服毒自殺し、世に大きな衝撃を与えます。7月24日の命日は彼の小説『河童』から、河童忌と呼ばれています。

column1

美しくも面白い日本語

私は、日本語はお米のような言葉だと思っています。それは、一粒一粒の音が水晶のように光っているからです。

例えば、「は」「が」「に」「を」という小さな音の光が文脈をすっかり変えてしまったりすることは、よくあることですね。それに発音の仕方によっては、ちょっとポロポロしたり、ちょっとベトッとして、味わいも変わります。

もちろん、他の言語でも同じようなことはありますが、日本語の場合は特にお米を食べる文化の中で培われた、日本語ならではの音が感じられるような気がするのです。

ところで、どの言語にもあることですが、日本語には日本語なりの「（お）しゃれ」というものがあります。
「おしゃれ」をした言葉の方は、お化粧をしたような余所《よそ》行きの言葉の端正さでしょう。そして「しゃれ」の方は、親しい間柄で交わされる笑いに彩られ、包まれた楽しさです。

例えば、本書の第1章に挙げた福澤諭吉『学問のすすめ』の文章は、余所行きの文章で、「えっへん」と咳払いをしてから読みたくなる文章ですね。それに対して、漱石の『吾輩は猫である』の冒頭などは、「なにぬねの」を「ニャ、ニィ、ニュ、ニェ、ニョ」と音を替えて、笑いながら読みたくもなる文章です。

日本語のこんなところを感じて、朗読をするのも楽しいものですよ！

第2章

気持ちが落ち着く音読

この章では、しっとりとした詩、いにしえに思いを馳せたくなる物語、花鳥風月に目を向けた随筆などを集めました。慌ただしい毎日に心がざわついてしまう時や、一日の終わりを静かに終えたい夜、読んでみてはいかがでしょうか。

湖上《こじょう》

中原中也《なかはらちゅうや》

ポッカリ月《つき》が出《で》ましたら、
舟《ふね》を浮《うか》べて出掛《でか》けませう《しょう》。
波《なみ》はひたひた打《う》つでせう《しょう》、
風《かぜ》も少《すこ》しはあるでせう《しょう》。

沖《おき》に出《で》たらば暗《くら》いでせう《しょう》。
櫂《かい》から滴垂《したた》る水《みず》の音《ね》は
昵懇《ちか》しいものに聞《きこ》えませう《しょう》、
あなたの言葉《ことば》の杜切《とぎ》れ間《ま》を。

月《つき》は聴《き》き耳立《みみた》てるでせう《しょう》、
すこしは降《お》りてもくるでせう《しょう》。

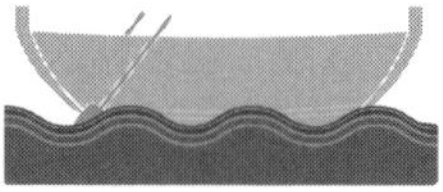

湖上
第一詩集『山羊の歌』に続き刊行された、第二詩集『在りし日の歌』に収録されています。『在りし日の歌』は作者の生前に文芸評論家の小林秀雄に託され、死の翌年に友人たちの力によって出版されました。

昵懇しい
「近しい」に当て字をしています。
杜切れ
「途切れ」の古い書き方です。

われら脣《くち》づけする時《とき》に、
月《つき》は頭上《ずじょう》にあるでせう《しょう》。
あなたはなほ《お》も、語《かた》るでせう《しょう》、
よしないことやすねごとや、
洩《も》らさず私《わたし》は聴《き》くでせう《しょう》。
けれども漕《こ》ぐ手《て》はやめないで。

ポッカリ月《つき》が出《で》ましたら、
舟《ふね》を浮《うか》べて出掛《でか》けませう《しょう》。
波《なみ》はひたひた打《う》つでせう《しょう》、
風《かぜ》も少《すこ》しはあるでせう《しょう》。

脣
「唇」の旧字です。

よしないこと
「つまらないこと」という意味です。

すねごと
「ぐずぐずとしたこと」という意味です。

ワンポイントアドバイス

ロマンチックな恋の詩です。情景を思い浮かべながら情緒たっぷりに読んでみましょう。全体を2回繰り返して1分になるくらいがちょうどいいペースです。

中原中也
明治40（1907）年・昭和12（1937）年
山口県生まれ。詩人・歌人。小学生の時分に短歌を作り始め、文学に熱中するあまり中学校では落第するほどでした。30年の短い生涯ながら自身の詩集の他にフランス人作家の翻訳も手掛け、刊行しています。

源氏物語《げんじものがたり》

紫式部《むらさきしきぶ》

いづ《ず》れの御時《おおんとき》にか、女御更衣《にょうごこうい》あまたさぶらひ《い》給《たま》ひ《い》けるなかに、いとやむごとなき際《きわ》にはあらぬが、すぐれて時《とき》めき給《たも》ふ《う》ありけり。はじめより、われはと思《おも》ひ《い》あがり給《たま》へ《え》る御《おん》かたがた、めざましきものにおとしめ妬《そね》み給《たも》ふ《う》。おなじほど、それより下臈《げろう》の更衣《こうい》たちは、ましてやすからず。朝夕《あさゆう》の宮仕《みやづかえ》につけても、人《ひと》の心《こころ》をうごかし、恨《うら》みを負《お》ふ《う》積《つも》りにやありけむ《ん》、いとあつしくなりゆき、もの心《こころ》ぼそげに里《さと》がちなるを、いよいよあかずあはれ《わ》なるものに

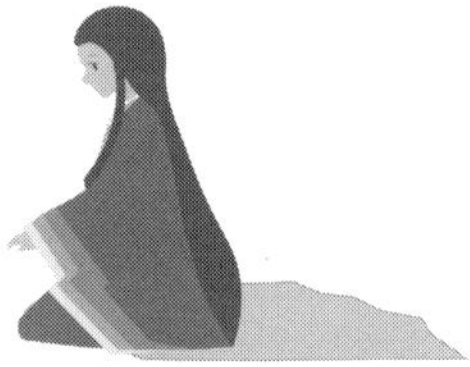

源氏物語
平安時代中期に書かれた恋愛物語の大作です。全54巻で構成され、世界最古の長編小説と言われています。英語をはじめ、フランス語や中国語など多くの言語に訳され、国内のみならず広く親しまれています。

女御・更衣
天皇に仕える女性たちですが、位によって「女御」「更衣」というように分かれていました。

やんごとなき際にはあらぬが
「やんごとなし」は「身分が高い、高貴である」という意味です。ここでは「高貴な身分には入らないが」という意味です。

下臈
「官位・身分の低い者」です。

あつしく
「病気がちである、病気が重い」という意味です。

あかずあはれなるものにおもほして
ますます限りなく気の毒なものとお思いになって。

上達部・上人
「上達部」は「摂政・関白・太政大臣・左大臣・右大臣・大納言・中納言・参議」で、「上人」は清涼殿の殿上に昇ることを許された偉い人をまとめていったものです。

おもほ《お》して、人《ひと》の譏《そし》りをもえ憚《はばか》らせたまは《わ》ず、世《よ》のためしにもなりぬべき御《おん》もてなしなり。上達部《かんだちめ》、上人《うえびと》なども、あいなく目《め》をそばめつつ、いとまばゆき人《ひと》の御覚《おんおぼ》えなり。もろこしにも、かかる事《こと》のおこりにこそ、世《よ》も乱《みだ》れあしかりけれと、や《よ》うや《よ》う天《あめ》の下《した》にもあぢ《じ》きな《の》う、人《ひと》のもてなやみぐさになりて、楊貴妃《ようきひ》のためしも引《ひ》き出《い》でつべうなりゆくに、いとはしたなきことおほ《お》かれど、かたじけなき御心《おんこころ》ばへ《え》の類《たぐい》なきをたのみにてまじらひ《い》給ふ《たもう》。

ワンポイントアドバイス

古文は、慣れないと発音の仕方が難しいと感じるかもしれません。でも『源氏物語』の冒頭は有名な文章です。何度も繰り返しているうちに、きっと王朝の「美」を感じることができるようになるでしょう。

あいなく
「感心しない」「気に入らない」という意味です。

もろこし
「中国」を指していいます。『源氏物語』が書かれる頃にはすでに宋王朝になっていますが、我が国ではあまりにも唐王朝の影響が大きかったので、後世まで「唐」と書いて「中国」を指しました。

楊貴妃
719年-756年。唐の玄宗黄帝の妃です。玄宗の寵愛を一身に集めましたが安禄山の乱で長安を逃げる途中、乱の原因を作ったのが楊貴妃であるとして殺されました。白楽天の「長恨歌」などで平安時代にはすでによく知られていました。

はしたなき
「きまりが悪い」「みっともなくて恥ずかしい」という意味です。

紫式部
生没年不詳。下級貴族の出で、夫の死を機に源氏物語を書き始めたと言われています。物語は評判を呼び、藤原道長の求めに応じて宮仕えを始めました。歌人としても誉れが高く、小倉百人一首に歌が収録されています。

曼珠沙華《まんじゅしゃげ》

斎藤茂吉《さいとうもきち》

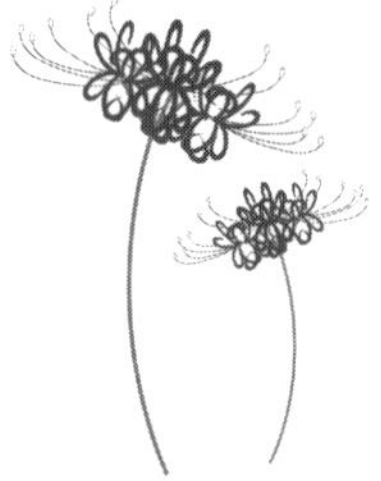

曼珠沙華《まんじゅしゃげ》は、紅《あか》い花《はな》が群生《ぐんせい》して、列《れつ》をなして咲《さ》くことが多《おお》いので特《とく》に具合《ぐあい》の好《よ》いものである。一体《いったい》この花《はな》は、青《あお》い葉《は》が無《な》くて、茎《くき》のうえにずぼりと紅《あか》い特有《とくゆう》の花《はな》を付《つ》けているので、渋味《しぶみ》とか寂《さ》びとか幽玄《ゆうげん》とかいう、一部《いちぶ》の日本人《にほんじん》の好尚《こうしょう》からいうと合《あ》わないところがある。そういう趣味《しゅみ》からいうと、簇生《そうせい》している青《あお》い葉《は》の中《なか》から、見《み》えるか見《み》えないくらいにあの紅《あか》い花《はな》を咲《さ》かせたいのであろうが、あの花《はな》はそんなことはせずに、冬《ふゆ》から春《はる》にか

曼珠沙華
昭和10（1935）年10月3日付、「東京日日新聞」の夕刊に掲載されました。『斎藤茂吉全集』第9巻には自筆原稿のテキストが収められています。当時、茂吉は多くの新聞に随筆を書いていました。

曼珠沙華
別名「彼岸花」。仏教では柔らかな天界の花で、これを見るものはひとりでに悪業を離れるといわれていました。

幽玄
「味わい深いこと」「趣があること」「上品・優雅で優しい美しさを備えていること」をいいます。

好尚
「好きこのむこと」、また「嗜好」という意味です。

簇生
「草木の葉や芽などが群がって生えること」「群がるように生じていること」をいいます。

けて青々《あおあお》としてあった葉《は》を無《な》くしてしまい、直接法《ちょくせつほう》に無遠慮《ぶえんりょ》にあの紅《あか》い花《はな》を咲《さ》かせている。そういう点《てん》が私《わたし》にはいかにも愛《あい》らしい。勿体《もったい》ぶりの完成《かんせい》でなくて、不得要領《ふとくようりょう》のうちに強《つよ》い色《いろ》を映出《うつしだ》しているのは、寧《むし》ろ異国的《いこくてき》であると謂《い》うことも出来《でき》る。秋《あき》の彼岸《ひがん》に近《ちか》づくと、日《ひ》の光《ひかり》が地《ち》に沁《し》み込《こ》むように寂《しず》かになって来《く》る。この花《はな》はそのころに一番美《いちばんうつく》しい。彼岸花《ひがんばな》という名《な》のあるのはそのためである。

ワンポイントアドバイス

「幸田露伴の気迫と鷗外の文体を引き継ぎながら、周密な観察眼で生気に満ちた筆致を志した」といわれる斎藤茂吉の文体をこの文章から感じ取ってもらえるでしょうか。随筆文学の特異なスタイルといわれています。

直接法
現在は文法用語として使われますが、ここでは「そのまま直接、何もなく」という意味で使われています。

不得要領
「要領を得ないこと」「曖昧で訳がわからないこと」をいいます。ここでは「なぜかわからないが、いきなり」という意味で使われています。

斎藤茂吉
明治15（1882）年・昭和28（1953）年
山形県生まれ。歌人、精神科医。医師生活の傍ら、歌人としても活躍します。その文才は長男の斎藤茂太（精神科医・随筆家。愛称は「モタさん」）、次男の北杜夫（精神科医・小説家。愛称は「どくとるマンボウ」）に受け継がれています。

平家物語《へいけものがたり》

祇園精舎《ぎおんしょうじゃ》の鐘《かね》の声《こえ》、諸行無常《しょぎょうむじょう》の響《ひびき》あり。沙羅双樹《しゃらそうじゅ》の花《はな》の色《いろ》、盛者必衰《じょうしゃひっすい》の理《ことわり》をあらは《わ》す。おごれる人《ひと》も久《ひさ》しからず、ただ春《はる》の夜《よ》の夢《ゆめ》のごとし。たけき者《もの》も遂《つい》にはほろびぬ、ひとへ《え》に風《かぜ》の前《まえ》の塵《ちり》に同《おな》じ。

遠《とお》く異朝《いちょう》をとぶらへ《え》ば、秦《しん》の趙高《ちょうこう》、漢《かん》の王莽《おうもう》、梁《りょう》の朱忌《しゅい》、唐《とう》の禄山《ろくさん》、これらは皆《みな》旧主先皇《きゅうしゅせんこう》の政《まつりごと》にも従《したが》はず、楽《たの》しみを極《きわ》め、諫《いさめ》をも思《おも》ひ《い》入《い》れず、天下《てんか》の乱《みだ》れむ《ん》ことを悟《さと》

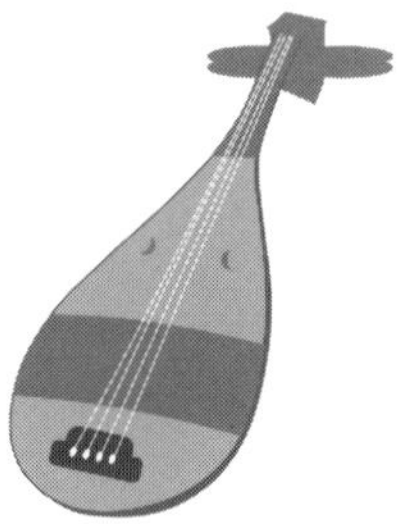

平家物語
鎌倉時代における源平争乱を描いた軍記物語です。作者には古くから諸説ありますが、成立年とともに、はっきりとはわかっていません。琵琶法師の平曲（琵琶の伴奏によって平家物語を語るもの）によって広く親しまれました。

祇園精舎
お釈迦様の教えを広めるために作られた寺院。

沙羅双樹
釈迦が涅槃（ねはん）に入った（死んだ）時、四方にあったという同根2本ずつの沙羅の木で、それぞれ1本ずつが枯れたとされています。

たけき
「猛き」。「勢いが盛んである」という意味。

異朝・本朝
「異朝」は外国、「本朝」は我が国。

秦の趙高・漢の王莽・梁の朱忌・唐の禄山
趙高(生年不詳・前207)は秦の宦官で、丞相の李斯を殺して権力を振るいましたが、まもなく殺されます。王莽（前45・後23）は新王朝を創建しましたが、強引な政治で後漢の光武帝に殺されます。朱忌（493・549）は諸学に通じ梁の武帝の寵愛を受けますが、権勢を誇り失脚します。禄山（705・757）は唐

らずして、民間《みんかん》の愁《うれう》ふるところを知《し》らざつしかば、久《ひさ》しからずして、亡《ぼう》じにし者《もの》どもなり。近《ちか》く本朝《ほんちょう》をうかがふに、承平《しょうへい》の将門《まさかど》、天慶《てんぎょう》の純友《すみとも》、康和《こうわ》の義親《ぎしん》、平治《へいじ》の信頼《のぶより》、これらはおごれる心《こころ》もたけきことも、皆《みな》とりどりにこそありしかども、間近《まぢか》くは六波羅《ろくはら》の入道前太政大臣平朝臣清盛公《にゅうどうさきのだいじょうだいじんたいらのあっそんきよもりこう》と申《もう》しし人《ひと》のありさま、伝《つた》え承《うけたまわ》るこそ、心《こころ》も詞《ことば》も及《およ》ばれね。

ワンポイントアドバイス

琵琶の音色に合わせて謡われた文章ですが、漢文訓読調の歯切れの良さが新鮮です。人の世のはかなさや歴史の重みなどを胸に抱いて読むと、この文章の得体の知れない深さを覗くことができるのではないでしょうか。

の玄宗皇帝在位時に反乱を起こし、燕王朝を創建しますが1年で暗殺されます。

旧主先皇
先代の君主・先代の皇帝や天皇、天子のことをいいます。

承平の将門、天慶の純友、康和の義親、平治の信頼
承平（931 - 938）年間の平将門の反乱、天慶（938 - 947）年間の藤原純友の反乱、康和（1099 - 1104）年間の源義親の乱、平治元（1160）年に起こった平治の乱での藤原信頼。

六波羅の入道
平清盛（1118 - 1181）のこと。

前太政大臣平朝臣清盛公
平安末期の武将で、源氏の勢力を抑え太政大臣となりました。皇室の外戚として権力を振るいますが、反平氏勢力との内乱のなか熱病によって亡くなります。

心も詞も及ばれね
「想像することも言い表すこともできない」。

初恋《はつこい》

島崎藤村《しまざきとうそん》

まだあげ初《そ》めし前髪《まえがみ》の
林檎《りんご》のもとに見《み》えしとき
前《まえ》にさしたる花櫛《はなぐし》の
花《はな》ある君《きみ》と思《おも》ひ《い》けり

やさしく白《しろ》き手《て》をのべて
林檎《りんご》をわれにあたへ《え》しは
薄紅《うすくれない》の秋《あき》の実《み》に
人《ひと》こひ《い》初《そ》めしはじめなり

若菜集
島崎藤村の初めての詩集です。明治学院普通科を卒業した後、北村透谷らと共に雑誌『文学界』に携わり、処女詩集『若菜集』でロマン主義の詩人として文壇に現れました。「初恋」は心地よい七五調と美しい描写が特長です。

まだあげ初めし
「日本髪を結い始めたばかりの前髪」という意味です。12歳、13歳頃の少女です。

花櫛
「造花で飾った挿し櫛」をいいます。

わがこゝ《こ》ろなきためいきの
その髪《かみ》の毛《け》にかゝ《か》るとき
たのしき恋《こい》の盃《さかずき》を
君《きみ》が情《なさけ》に酌《く》みしかな

林檎畑《りんごばたけ》の樹《こ》の下《した》に
おのづからなる細道《ほそみち》は
誰《た》が踏《ふ》みそめしかたみぞと
問《と》ひ《い》たまふ《もう》こそこひ《い》しけれ

ワンポイントアドバイス

七音、五音で一行をなす文語定型詩です。この日本的な調べに愛しさが籠もった音が流れてきます。胸いっぱいに広がる切なさ、恋する人に会いたいと思う気持ちが行間から感じられるように読んでみるといいでしょう。

君が情に酌みしかな
「君のおかげで恋の素晴らしさを知ることができた」という意味で書かれています。

樹
「き」と読むより「こ」と読んだ方が優しさを感じます。

おのづからなる
「自然とできてしまった」という意味です。

誰が踏みそめしかたみぞと
「いったい誰が踏み固めたのでしょうね」という意味です。

問ひたまふこそこひしけれ
「そんなことをわかっていながら訊くなんて、本当に恋しく思われて仕方がありません」という意味です。

島崎藤村
明治5（1872）年・昭和18（1943）年
現在の岐阜県生まれ。小説家、詩人。長編小説『破戒』『夜明け前』といった代表作の他、第四詩集『落梅集』収載の「椰子の実」「朝」「千曲川旅情の歌」などには曲が付けられ、現在も歌い続けられています。

おくのほそ道《みち》

松尾芭蕉《まつおばしょう》

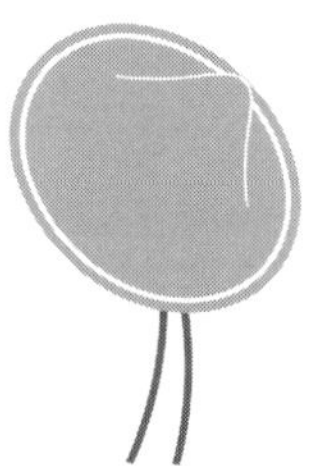

月日《つきひ》は百代《はくたい》の過客《かかく》にして、行《いき》かふ《う》年《とし》も又《また》旅人《たびびと》也《なり》。舟《ふね》の上《うえ》に生涯《しょうがい》をうかべ、馬《うま》の口《くち》とらへ《え》て老《おい》をむかふ《う》る物《もの》は、日々《ひび》旅《たび》にして旅《たび》を栖《すみか》とす。古人《こじん》も多《おお》く旅《たび》に死《し》せるあり。予《よ》もいづれの年《とし》よりか、片雲《へんうん》の風《かぜ》にさそは《わ》れて、漂泊《ひょうはく》の思《おも》ひ《い》やまず、海浜《かいひん》にさすらへ《え》、去年《こぞ》の秋《あき》江上《こうじょう》の破屋《はおく》に蜘《くも》の古巣《ふるす》をはらひ《い》て、やゝ《や》年《とし》も暮《くれ》、春立《はるたて》る霞《かすみ》の空《そら》に白河《しらかわ》の関《せき》

おくのほそ道

旅情を誘う書き出しで始まる、江戸時代前中期の俳人・松尾芭蕉の代表作です。江戸から東北・北陸を旅した際の記録であり、62の俳句が記されています。1702年、芭蕉の死後に出版されました。

馬の口とらへて

「馬子として馬のくつわを引く」という意味です。「馬子」とは馬に人や荷を載せて運搬する人のことです。

漂泊

一定の住居がなく、諸方をさまよい歩くことです。類語には「流浪」があります。

江上の破屋

「川のほとりのあばら家」です。

白河の関

福島県白河市旗宿にあった奥州の関所のひとつです。

そゞろ神の物につきて

「そぞろ神」は「漫ろ神」と漢字で書きます。人の心に取り憑いてなんとなく誘惑する神のことです。ここではそういう「誘惑の神に取り憑かれて」という意味で使われています。

道祖神のまねきにあひて

「道祖神」は村境や峠、辻などに祭られていた神様です。旅の安全を守る神様と信

こえむ《ん》と、そゞろ神《がみ》の物《もの》につきて心《こころ》をくるは《わ》せ、道祖神《どうそじん》のまねきにあひ《い》て、取《とる》もの手《て》につかず。もゝ《も》引《ひき》の破《やぶれ》をつゞ《づ》り、笠《かさ》の緒《お》付《つけ》かへ《え》て、三里《さんり》に灸《きゅう》すゆるより、松島《まつしま》の月先《つきまず》心《こころ》にかゝ《か》りて、住《すめ》る方《かた》は人《ひと》に譲《ゆず》り、杉風《さんぷう》が別墅《べっしょ》に移《うつ》るに、

草《くさ》の戸《と》も住替《すみかわ》る代《よ》ぞひなの家《いえ》

面八句《おもてはちく》を庵《あん》の柱《はしら》に懸置《かけおく》。

ワンポイントアドバイス

自らを中国、唐の詩人・李白（701～762）に仮託して、西行の五百回忌を機に漂泊への旅に出る芭蕉は、当時とすればもう老年でした。枯れた思いと逸る心を胸に、深い文章を味わうように読んでみましょう。

じられていました。道祖神が「旅の安全を守ってあげるから旅に出なさい」と誘っているのです。

三里に灸すゆる
膝頭の下、外側の少し凹んだところにお灸を据えると万病に効くといわれています。

杉風が別墅
杉山杉風は芭蕉の経済的援助をしていた幕府御用の魚問屋です。「別墅」は「別荘」の意味です。

草の戸も住替る代ぞひなの家
「長年住んだこのあばら屋も、私とは違う人が住む時が来た。新しい家主は雛飾りを飾ったりするのだろうかなあ」

面八句
「表八句」とも書きます。本来は百韻連句の発句から第八句までのことをいいますが、ここでは八句まで書いた一ページ目という意味で書かれています。

松尾芭蕉
寛永21（1644）年・元禄7（1694）年
伊賀国（現在の三重県伊賀市）生まれ。俳人。諸国を旅し、『野ざらし紀行』『更科紀行』『奥の細道』など、数多くの紀行文や名句を記したことで知られます。その命日は時雨忌などと呼ばれています。

百日紅《さるすべり》

高浜虚子《たかはまきょし》

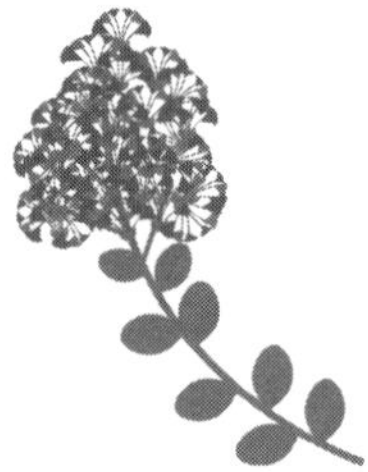

昔《むかし》俳句《はいく》を作《つく》りはじめた時分《じぶん》に、はじめて百日紅《さるすべり》といふ樹《き》を見《み》た。それ迄《まで》も見《み》たことがあったのかも知《し》れないが、一向気《いっこうき》がつかなかった。成程百日紅《なるほどひゃくじつこう》といふ名前《なまえ》のある通《とお》り真赤《まっか》な花《はな》が永《なが》い間《あいだ》咲《さ》いてゐ《い》るものであるわいとつくづく其梢《そのこずえ》を眺《なが》めた。又《また》さるすべりといふ別《べつ》の名前《なまえ》のある通《とお》り木《き》の膚《はだ》のすべっこいものではあると、其皮《そのかわ》の無《な》いやう《よ》な膚《はだ》をもつくづく見《み》た。

其後百日紅《そのごさるすべり》といふ題《だい》で句作《くさく》する時分《じぶん》に、私《わたし》の頭《あたま》の中《なか》では、真夏《まなつ》の炎天下《えんてんか》にすべっこい肌《はだ》

百日紅
昭和17（1942）年に桜井書店から出された『立子へ』という本に収められています。長女・星野立子が昭和5年に創刊した俳誌『玉藻』に掲載された単文です。娘への応援が行間からも感じられる文章ですね。

百日紅
木の肌が滑らかで、猿でも滑り落ちるということから名前が付けられました。「猿滑」とも書きます。

梢
「幹の先」「枝の末」の部分をいいます。

膚
「木の肌」です。

句作
「俳句を作ること」をいいます。

を持《も》った木《き》の真赤《まっか》な花《はな》を想像《そうぞう》するのであった。さうして葉《は》はどうかと思《おも》ったが、葉《は》は全然《ぜんぜん》眼《め》に入《はい》らなかったから無《な》かったのであらう《ろ》、葉《は》は花《はな》が散《ち》った後《あと》に出《で》るものであらう《ろ》と考《かんが》へてゐ《い》た。たゞ《だ》ぼんやりとさ《そ》う考《かんが》へてゐ《い》た。其後《そのご》実際《じっさい》よその垣根《かきね》や森《もり》の中《なか》などに百日紅《さるすべり》の咲《さ》いてゐ《い》るのを見《み》たことがあるが、唯《ただ》百日紅《さるすべり》が咲《さ》いてゐ《い》るわいと考《かんが》へる許《ばか》りで別《べつ》に右《みぎ》の印象《いんしょう》を訂正《ていせい》するや《よ》うなことにも出食《でくわ》はさなかった。

ワンポイントアドバイス

高浜虚子の先生である正岡子規は、弟子たちに写生文を書くようにと勧めました。写生文とは、景色や物を見たままに飾ることなく書くことです。写生文をすることによって発見できる喜びを感じてください。

高浜虚子

明治7（1874）年・昭和34（1959）年 愛媛県生まれ。俳人・小説家。雑誌『ホトトギス』の発行を担い、作家の育成にも大きな役割を果たしました。夏目漱石『坊っちゃん』の文中に出て来る松山弁に手を入れたのは彼だといわれています。

竹取物語《たけとりものがたり》

今《いま》は昔《むかし》竹取《たけとり》の翁《おきな》といふ《う》ものありけり。野山《のやま》にまじりて、竹《たけ》をとりつゝ《つ》、萬《よろず》の事《こと》につかひ《い》けり。名《な》をば讃岐造麿《さぬきのみやつこ》となむ《ん》いひ《い》ける。その竹《たけ》の中《なか》に、本《もと》光《ひか》る竹《たけ》なむ《ん》ひとすぢ《じ》ありける。怪《あや》しがりて寄《よ》りて見《み》るに、筒《つつ》の中《なか》ひかりたり。それを見《み》れば、三寸《さんずん》ばかりなる人《ひと》いと美しう《うつくしゅう》てゐ《い》たり。翁《おきな》いふ《う》やう《よ》、「われ朝《あさ》ごと夕《ゆう》ごとに見《み》る、竹《たけ》の中《なか》におは《わ》するにて知《し》りぬ、子《こ》となり給《たも》ふ《う》べき人《ひと》なめり」とて、手《て》にうち入《い》れて家《いえ》へもちてきぬ。妻《め》の嫗《おうな》にあづけて養は《やしなわ》す。美《うつく》しきこと限《かぎり》なし。いと幼《おさな》ければ籠《こ》に

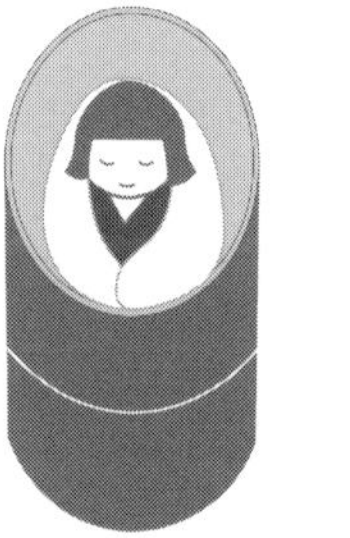

竹取物語
日本最古の物語といわれ、平安時代の初期に成立したといわれますが詳しい年は不明です。作者もわかっていません。日本人にとっては「かぐや姫」として子どもの頃から親しんできたお話で、美しい姫に貴族たちがこぞって求婚します。

翁・嫗
「翁」は「おじいさん」、「嫗」は「おばあさん」です。

怪しがりて
「不思議に思って」という意味です。

三寸
「一寸」は3.03センチメートルです。「三寸ばかり」とありますので約9センチメートルということでしょう。

入《い》れて養《やしな》ふ。竹取《たけとり》の翁《おきな》この子《こ》を見《み》つけて後《のち》に、竹《たけ》をとるに、節《ふし》をへだてゝよ毎《ごと》に、金《こがね》ある竹《たけ》を見《み》つくること重《かさな》りぬ。かくて翁《おきな》やう《よう》〳〵豊《ゆたか》になりゆく。この児養《ちごやしなう》ふ程《ほど》に、すく〳〵《すく》と大《おおき》になりまさる。三月《みつき》ばかりになる程《ほど》に、よき程《ほど》なる人《ひと》になりぬれば、髪上《かみあげ》などさうして、髪上《かみあげ》せさせ裳《も》着《き》す。帳《ちょう》の内《うち》よりも出《い》ださず、いつき養《やしなう》ふ。この児《ちご》のかたち清《けう》らなること世《よ》になく、屋《や》の内《うち》は暗《くら》き所《ところ》なく光満《ひかりみ》ちたり。翁心地《おきなここち》あしく苦《くる》しき時《とき》も、この子《こ》を見《み》れば苦《くる》しき事《こと》も止《や》みぬ。腹《はら》だたしきことも慰《なぐさ》みけり。

節をへだてゝよ毎に
「竹の節と節の間ごとに」という意味です。

髪上
「髪を結い上げる」という意味です。

さうして
「手配して」という意味です。

裳
成人女性が平安時代に正装をする際、着た服です。

帳
台の上に2本の柱を立て、その柱の上に1本の横木を渡し、その横木に大きな絹などを掛けて帳にした「几帳」をいいます。

ワンポイントアドバイス

よく知られたファンタジーいっぱいのお話ですね。子どもが読んでもおもしろい、こんな不思議な話が古代の日本で作られたということに改めて驚かされます。その驚きをもって楽しく音読してみてください。

智恵子抄《ちえこしょう》

高村光太郎《たかむらこうたろう》

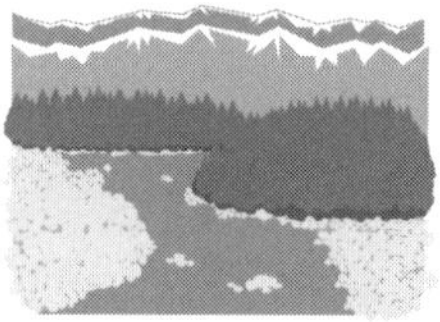

樹下《じゅか》の二人《ふたり》

――みちのくの安達《あだち》が原《はら》の二本松《にほんまつ》松《まつ》の根《ね》かた
に人《ひと》立《た》てる見《み》ゆ――

あれが阿多多羅山《あたたらやま》、
あの光《ひか》るのが阿武隈川《あぶくまがわ》。

か《こ》うやって言葉《ことば》すくなに坐《すわ》ってゐ《い》ると、
うっとりねむるや《よ》うな頭《あたま》の中《なか》に、
ただ遠《とお》い世《よ》の松風《まつかぜ》ばかりが薄《うす》みどりに吹《ふ》き渡《わた》
ります。
この大《おお》きな冬《ふゆ》のはじめの野山《のやま》の中《なか》に、

智恵子抄
病のため、子どものようになっていく妻・智恵子との愛を綴った詩集で、智恵子の死後に出版されました。この「樹下の二人」では、福島県の美しい山河を眺めてたたずんでいる二人の姿が目に浮かんできます。

安達が原
福島県安達太良山東の裾野です。

二本松
福島県中北部の地名で、江戸時代から丹羽氏十万石の城下町、宿駅として発展しました。

根かた
「根方」とも書きます。山や台地のふもと、山すそです。

阿多多羅山
主峰の安達太良山、最高峰の箕輪山（1728メートル）などからなる磐梯朝日国立公園の一部です。

阿武隈川
福島県と栃木県境にある三本鎗岳に発し、郡山・福島盆地を北流して宮城県亘理町の荒浜で太平洋に注ぐ全長239キロメートルの河川です。

あなたと二人静《ふたりしず》かに燃《も》えて手《て》を組《く》んでゐ《い》るよ
ろこびを、
下《した》を見《み》てゐ《い》るあの白《しろ》い雲《くも》にかくすのは止《よ》しま
せう《しょう》。

あなたは不思議《ふしぎ》な仙丹《せんたん》を魂《たましい》の壺《つぼ》にくゆらせ
て、
ああ、何《なん》といふ《う》幽妙《ゆうみょう》な愛《あい》の海《うみ》ぞこに人《ひと》を誘《さそ》ふ《う》
ことか、
ふたり一緒《いっしょ》に歩《ある》いた十年《じゅうねん》の季節《きせつ》の展望《てんぼう》は、
ただあなたの中《なか》に女人《にょにん》の無限《むげん》を見《み》せるばか
り。

ワンポイントアドバイス

高村光太郎にとって、詩は言葉の彫刻だったに違いありません。そして彼の目には安達太良山や阿武隈川の風景が自然の彫刻に見えたのかもしれません。音読でも、音の彫刻ということを考えてみてはいかがでしょうか。

仙丹
服用すれば不老不死となり、仙人になることができるといわれる霊薬です。

幽妙
「奥深く深淵で、優れていること」です。

高村光太郎
明治16（1883）年・昭和31（1956）年
東京生まれ。彫刻家、画家、詩人。著名な彫刻家である父・高村光雲と同じ道を歩みながら、詩や評論を発表します。戦後は戦争を讃える詩を作ったことの反省から、岩手県花巻市の粗末な小屋で厳しい生活を送りました。

舞姫《まいひめ》

森《もり》 鷗外《おうがい》

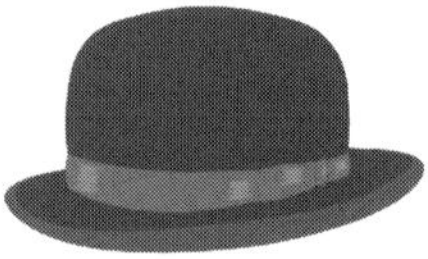

石炭《せきたん》をば早《は》や積《つ》み果《は》てつ。中等室《ちゅうとうしつ》の卓《つくえ》のほとりはいと静《しずか》にて、熾熱灯《しねっとう》の光《ひかり》の晴《は》れがましきも徒《いたずら》なり。今宵《こよい》は夜毎《よごと》にこゝに集《つど》ひ来《く》る骨牌仲間《カルタなかま》も「ホテル」に宿《やど》りて、舟《ふね》に残《のこ》れるは余《よ》一人《ひとり》のみなれば。

五年前《いつとせまえ》の事《こと》なりしが、平生《ひごろ》の望《のぞみ》足《た》りて、洋行《ようこう》の官命《かんめい》を蒙《こうむ》り、このセイゴンの港《みなと》まで来《こ》し頃《ころ》は、目《め》に見《み》るもの、耳《みみ》に聞《き》くもの、一《ひと》つとして新《あらた》ならぬはなく、筆《ふで》に任《まか》せて書《か》き記《しる》しつる紀行文日《きこうぶんひ》ごとに幾千言《いくせんげん》をかなしけ

舞姫
自身のドイツ留学経験を基に書かれた、鷗外初の小説です。平安時代風の仮名文が特徴で、エリート官僚と美しい踊り子との恋と苦悩が描かれています。鷗外の初期の代表作と言える短編作品です。

熾熱灯
「白熱灯」のことです。

徒
「無駄である」という意味です。

セイゴン
現在のベトナム社会主義共和国最大の経済都市、ホーチミン市の旧名です。

幾千言をかなしけむ
「何千語にかしたことだろう」ということ

む《ん》、当時《とうじ》の新聞《しんぶん》に載《の》せられて、世《よ》の人《ひと》にもてはやされしかど、今日《きょう》になりておもへ《え》ば、稚《おさな》き思想《しそう》、身《み》の程知《ほどし》らぬ放言《ほうげん》、さらぬも尋常《よのつね》の動植金石《どうしょくきんせき》、さては風俗《ふうぞく》などをさへ《え》珍《めずら》しげにしるしゝ《し》を、心《こころ》ある人《ひと》はいかにか見《み》けむ《ん》。このたびは途《と》に上《のぼ》りしとき、日記《にき》ものせむ《ん》とて買《か》ひ《い》し冊子《さっし》もまだ白紙《はくし》のまゝ《ま》なるは、独逸《ドイツ》にて物学《ものまな》びせし間《ま》に、一種《いっしゅ》の「ニル・アドミラリイ」の気象《きしょう》をや養《やしな》ひ《い》得《え》たりけむ《ん》、あらず、これには別《べつ》に故《ゆえ》あり。

ワンポイントアドバイス

「近代文語文」と呼ばれる格調高い文章ですが、現代の文章と違ってはっきり言いたいことがわかりません。内側に籠もった思いをとつとつと懺悔として語る主人公の言葉として、とてもよくマッチしています。

で、「たくさんの文章を書いた」という意味になります。

尋常
「通常」という意味で、「珍しくもないありきたりの」ということになります。

動植金石
「動植物や岩石」です。

途に上りし
「航路に就いた時」という意味です。

ニル・アドミラリイ
ドイツ語で「厭世主義」、つまり「世の中を厭い、物事を悲観した考え方」です。

養ひ得たりけむ
「培ってしまったのだろうか」という意味です。

あらず
「いや、そうではない」という意味です。

森 鷗外
文久2(1862)年-大正11(1922)年島根県生まれ。軍医、小説家。医学、文学以外にも帝室博物館総長を務めるなど、その活躍は多岐に渡ります。子どもたちに付けられた斬新な名前からは彼の国際的な見地がうかがえます。

荒城《こうじょう》の月《つき》

土井晩翠《どいばんすい》

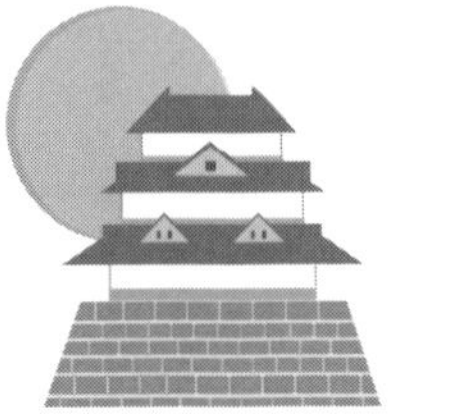

明治三十一年頃《めいじさんじゅういちねんごろ》東京音楽学校《とうきょうおんがくがっこう》の依頼《いらい》により作《つく》れるもの、作曲者《さっきょくしゃ》は今《いま》も追悼《ついとう》さるる斯道《しどう》の秀才瀧廉太郎氏《しゅうさいたきれんたろうし》

春高楼《はるこうろう》の花《はな》の宴《えん》
めぐる盃影《さかずきかげ》さして
千代《ちよ》の松《まつ》が枝《え》わけいでし
むかしの光《ひかり》いまいづこ。

秋陣営《あきじんえい》の霜《しも》の色《いろ》
鳴《な》き行《ゆ》く雁《かり》の数《かず》見《み》せて
植《う》うるつるぎに照《て》りそひ《い》し

天地有情
明治32（1899）年、博文館から発行されました。四十数篇が収められています。文語体で書かれた珠玉の詩は今読んでもなお、格調の高さに背筋を伸ばしたくなります。

東京音楽学校
東京芸術大学音楽学部の前身で、明治20（1887）年に「音楽取調所」を改称して作られたものです。

瀧廉太郎
明治12（1879）年 - 明治36（1903）年。東京生まれの作曲家で日本の洋楽の黎明期に天才とたたえられましたが、残念ながら24歳で亡くなりました。

春高楼
「春には、もとここにあった城で」という意味です。

千代の
「千年も枯れることのなく残っている」という意味です。

秋陣営
「秋には、戦いに備えた陣営の中では」という意味です。

むかしの光《ひかり》今《いま》いづこ。
いま荒城《こうじょう》の夜半《よわ》の月《つき》
変《かわ》らぬ光《ひかり》たがためぞ
垣《かきね》に残《のこ》るはただかつら
松《まつ》に歌《うた》ふはただあらし。

天上影《てんじょうかげ》は変《かわ》らねど
栄枯《えいこ》は移《うつ》る世《よ》の姿《すがた》
写《うつ》さんとてか今《いま》もなほ《お》
あゝ荒城《こうじょう》の夜半《よわ》の月《つき》。

ワンポイントアドバイス

悠久の自然に対して有限である人間という存在、そのギャップに対する想い。それはまた若くして死んだ作曲家・瀧廉太郎への思いでもあります。無常への想いを込めて読んでみて、また歌ってみてください。

たがためぞ
「誰のために光を投げているのであろうか」という意味です。

かつら
「蔓」です。「蔓草が生い茂り」という状態を表しています。

土井晩翠
明治4（1871）年・昭和27（1952）年
宮城県生まれ。詩人。作風の異なる島崎藤村と並び、「藤晩時代」と呼ばれるほどの高い人気を得ます。たくさんの小中高校の校歌を作詞したことで知られ、英文学者として翻訳も手掛けています。

ごんぎつね

新美南吉《にいみなんきち》

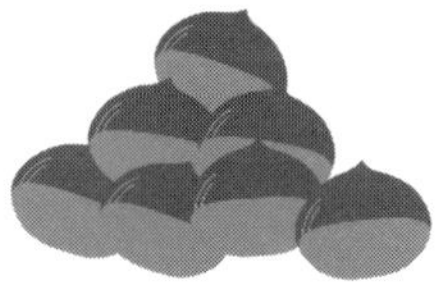

そのあくる日《ひ》もごんは、栗《くり》をもって、兵十《ひょうじゅう》の家《うち》へ出《で》かけました。兵十《ひょうじゅう》は物置《ものおき》で縄《なわ》をなっていました。それでごんは家《うち》の裏口《うらぐち》から、こっそり中《なか》へはいりました。

そのとき兵十《ひょうじゅう》は、ふと顔《かお》をあげました。と狐《きつね》が家《うち》の中《なか》へはいったではありませんか。こないだうなぎをぬすみやがったあのごん狐《ぎつね》めが、またいたずらをしに来《き》たな。

「ようし」

兵十《ひょうじゅう》は、立ちあがって、納屋《なや》にかけてある火縄銃《ひなわじゅう》をとって、火薬《かやく》をつめました。

そして足音《あしおと》をしのばせてちかよって、今戸口《いまとぐち》を出《で》よ

ごんぎつね
児童文学作家・新美南吉の代表作で、彼がわずか18歳の時に発表されました。小学校の国語の教科書で読んだ人も多いのではないでしょうか。短いお話の中に大人になっても考えさせられることが詰まっています。

火縄銃
火縄で火薬に点火して弾丸を発射する小銃です。

うとするごんを、ドンと、うちました。ごんは、ばたりとたおれました。兵十《ひょうじゅう》はかけよって来《き》ました。家《うち》の中《なか》を見《み》ると土間《どま》に栗《くり》が、かためておいてあるのが目《め》につきました。

「おや」と兵十《ひょうじゅう》は、びっくりしてごんに目《め》を落《おと》しました。

「ごん、お前《まい》だったのか。いつも栗《くり》をくれたのは」

ごんは、ぐったりと目《め》をつぶったまま、うなずきました。

兵十《ひょうじゅう》は、火縄銃《ひなわじゅう》をばたりと、とり落《おと》しました。青《あお》い煙《けむり》が、まだ筒口《つつぐち》から細《ほそ》く出《で》ていました。

ワンポイントアドバイス

読むたびに涙が出るという人も少なくないのではないでしょうか。子どものような純粋さで声に出して読むと、感動も新たになるのではないかと思います。

お前

標準語では「おまえ」と発音されますが、愛知県半田市周辺では「おまい」というように言われていました。

新美南吉

大正2(1913)年・昭和18(1943)年

4歳で母を亡くし、若くして結核を患うなど孤独や病気に悩まされ、志半ばで終えた短い生涯でしたが、北原白秋を始めとする師や仲間に恵まれ、また教師としての喜びを綴った日記も残されています。

七《なな》つの子《こ》／青《あお》い眼《め》の人形《にんぎょう》

野口雨情《のぐちうじょう》

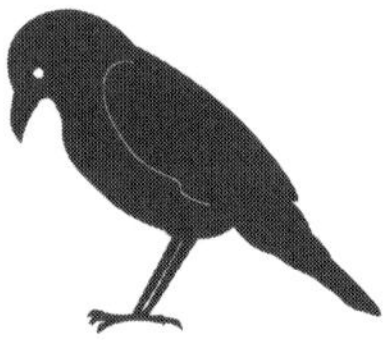

七つの子

烏《からす》　なぜ啼《な》くの
烏《からす》は山《やま》に
可愛《かわいい》七《なな》つの
子《こ》があるからよ
可愛《かわいい》　可愛《かわいい》と
烏《からす》は啼《な》くの
可愛《かわいい》　可愛《かわいい》と
啼《な》くんだよ

青い眼の人形

青《あお》い眼《め》をした
お人形《にんぎょう》は
アメリカ生《うま》れの
セルロイド
日本《にほん》の港《みなと》へ
ついたとき
一杯涙《いっぱいなみだ》を
うかべてた

七つの子／青い眼の人形
どちらも本居長世の手により作曲され、雨情の出身地・茨城県では駅の発車メロディなどに使われています。小さなもの、弱いものへの温かな眼差しが伝わってくる歌は、100年近く経つ今も愛され続けています。

＜青い眼の人形＞

セルロイド
明治時代後期、1900年頃からおもちゃや学用品などを作るのに多く用いられたプラスチックです。

山《やま》の古巣《ふるす》に
行《い》つて見《み》て御覧《ごらん》
丸《まる》い眼《め》をした
いい子《こ》だよ

「わたしは言葉《ことば》が
わからない
迷《まい》ひ子《ご》になったら
なんとしよう」

やさしい日本《にほん》の
嬢《じょう》ちゃんよ
仲《なか》よく遊《あそ》んで
やっとくれ

なんとしよう
「どうしましょう」という意味です。

ワンポイントアドバイス

なんとも言いようのない悲しみを湛えた野口雨情の詩は、誰もが子どもの時に一度は聴いたことがあるのではないでしょうか。しかし改めて詩を読むと、その意味にハッとさせられてしまいます。

野口雨情
明治15（1882）年-昭和20（1945）年
茨城県生まれ。作詞家、詩人。『赤い靴』『シャボン玉』『証城寺の狸囃子』など、今なお歌い継がれる数多くの童謡を残しています。北原白秋、西條八十とあわせて三大童謡詩人といわれています。

木蓮《もくれん》

寺田寅彦《てらだとらひこ》

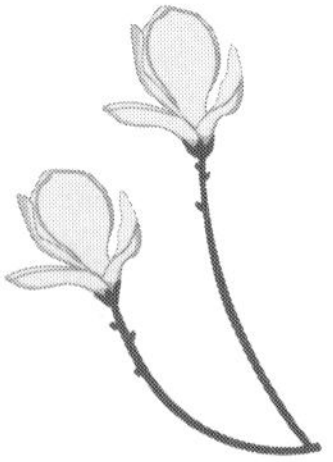

白木蓮《はくもくれん》は花《はな》が咲《さ》いてしまってから葉《は》が出《で》る。その若葉《わかば》の出《で》はじめには実《じつ》にあざやかに明《あか》るい浅緑色《あさみどりいろ》をしていて、それが合掌《がっしょう》したような形《かたち》で中天《ちゅうてん》に向《むか》って延《の》びて行《い》く。ちょうど緑《みどり》の焔《ほのお》をあげて燃《も》ゆる小蝋燭《ころうそく》を点《とも》しつらねたようにも見《み》える。

紫木蓮《しもくれん》は若葉《わかば》のにぎやかなイルミネーションの中《なか》からはでな花《はな》を咲《さ》かせる。濃《こ》い暗《くら》いやや冷《つめ》たい紫《むらさき》のつぼみが破《わ》れ開《ひら》いて、中《なか》からほんのり暖《あたた》かい薄紫《うすむらさき》の陽炎《かげろう》が燃《も》え出《で》る。そうして花《はな》の散《ち》り

木蓮
昭和8(1933)年に小山書店から出された『柿の種』に掲載された文章です。『柿の種』の随筆のほとんどは、漱石の弟子でもあった松根東洋城の俳誌『渋柿』に掲載されたものですが、「木蓮」は書き下ろしの文章です。

中天
「天の真ん中」あるいは「空中」という意味ですが、ここでは「木蓮」という花を例えて、仏教の言葉で古代インドの真ん中にあるという「中天」という言葉と掛けて書かれています。

陽炎
春のうららかな日に水蒸気によって光が

終《お》わるまでにはもう大《おお》きな葉《は》がいっぱいに密集《みっしゅう》してしまう。
桜《さくら》でも染井吉野《そめいよしの》のように花《はな》が咲《さ》いてしまってから葉《は》の出《で》るような種類《しゅるい》が開花《かいか》のさきがけをして、牡丹桜《ぼたんざくら》のような葉《は》といっしょに花《はな》をもつようなのが、少《すこ》しおくれて咲《さ》くところを見《み》ると、これには何《なに》か共通《きょうつう》な植物生理的《しょくぶつせいりてき》な理由《りゆう》があるらしい。
人間《にんげん》でもなんだか、これに似《に》た二種類《にしゅるい》があるような気《き》がするが、何《なに》が「花《はな》」で何《なに》が「葉《は》」だかが自分《じぶん》にはまだはっきりわからない。

ワンポイントアドバイス

物理学者、科学者ならではの視点で自然を写生した寺田寅彦の文章です。でも漱石の弟子だけあって、ちょっとしたユーモアが見え隠れします。ここは科学者になった気持ちで声を出してみましょう。

揺らいで見えるものをいいますが、これは花が開くことを例えていったものです。

染井吉野 桜の木の一種で、最も一般的なものです。幕末に江戸染井（現・東京都豊島区駒込）の植木屋で作られた種類だといわれています。

さきがけ 「先駆け」とも書きます。「他のものより先になること」「先んずること」です。

牡丹桜 江戸時代の中頃に観賞用に栽培された桜の品種です。染井吉野に比べて紅色を帯び、花弁が大きく芳香があります。

寺田寅彦
明治11（1878）年・昭和10（1935）年
東京生まれ。物理学者、随筆家。「天災は忘れた頃にやってくる」は彼の言といわれています。熊本の第五高等学校時代に出会った教師の影響を受け、物理学と文学の道を歩み始めます。そのうちの一人が夏目漱石でした。

測量船《そくりょうせん》

三好達治《みよしたつじ》

雪《ゆき》

太郎《たろう》を眠《ねむ》らせ、太郎《たろう》の屋根《やね》に雪《ゆき》ふりつむ。
次郎《じろう》を眠《ねむ》らせ、次郎《じろう》の屋根《やね》に雪《ゆき》ふりつむ。

乳母車《うばぐるま》

母《はは》よ——
淡《あわ》くかなしきもののふるなり
紫陽花《あじさい》いろのもののふるなり
はてしなき並樹《なみき》のかげを
そうそうと風《かぜ》のふくなり
時《とき》はたそがれ

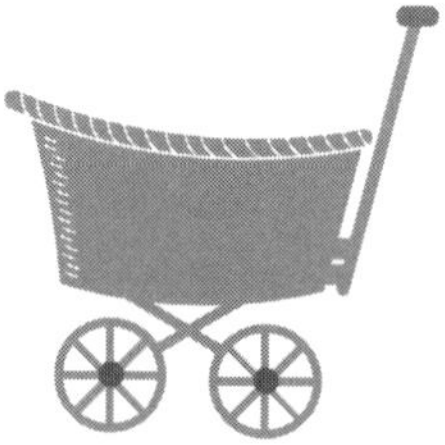

測量船
1930年に出版された、三好達治の初めての詩集です。短詩や散文詩の形式で収められ、抒情詩の可能性を模索した本作は三好達治の代表作に留まらず、昭和初期を代表する詩集として現代に伝えられています。

母《はは》よ　私《わたし》の乳母車《うばぐるま》を押《お》せ
泣《な》きぬれる夕陽《ゆうひ》にむかって
轔々《りんりん》と私《わたし》の乳母車《うばぐるま》を押《お》せ

赤《あか》い総《ふさ》ある天鵞絨《びろおど》の帽子《ぼうし》を
つめたき額《ひたい》にかむらせよ
旅《たび》いそぐ鳥《とり》の列《れつ》にも
季節《きせつ》は空《そら》を渡《わた》るなり

淡《あわ》くかなしきもののふる
紫陽花《あじさい》いろのもののふる道《みち》
母《はは》よ　私《わたし》は知《し》ってゐ《い》る
この道《みち》は遠《とお》く遠《とお》くはてしない道《みち》

ワンポイントアドバイス

誰にでもわかる言葉で優しく繊細に紡いでいく三好達治の詩は、声に出して読むことで命のように息を始めます。余韻のある言葉を楽しみながら読んでみるといいでしょう。

轔々と
車がきしり行く様子を表したものです。

総
糸や毛などで組んだ紐の一端を束ね、その先を散らし、花のようにした飾りです。

天鵞絨
ポルトガル語「veludo ビロド」を漢字で書いたものです、織物の表面を毛羽などで覆った織物の総称。ベルベットともいいます。

三好達治
明治33（1900）年・昭和39（1964）年
大阪府生まれ。詩人、作詞家。貧しさや病に見舞われた幼少期でしたが、梶井基次郎や萩原朔太郎と親交を深め、処女詩集『測量船』で成功を収めます。高校や大学の校歌などの作詞も多く行いました。

徒然草《つれづれぐさ》

吉田兼好《よしだけんこう》

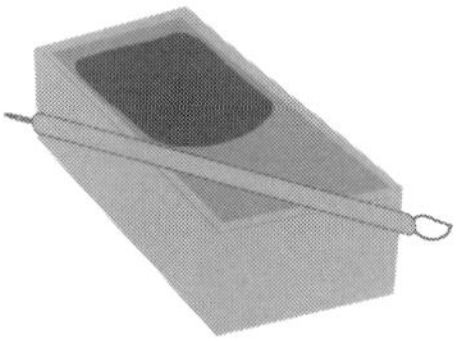

序段《じょだん》

つれづれなるままに、日暮《ひぐ》らし、硯《すずり》にむかひ《い》て、心《こころ》にうつりゆくよしなしごとを、そこはかとなく書《か》きつくれば、あやしう《しゅう》こそものぐるほ《お》しけれ。

第五十二段《だいごじゅうにだん》

仁和寺《にんなじ》に、ある法師《ほうし》、年《とし》よるまで石清水《いわしみず》を拝《おが》まざりければ、心憂《こころう》く覚《おぼ》えて、ある時《とき》思《おも》ひ《い》たちて、たゞ《だ》一人《ひとり》徒歩《かち》より詣《もう》でけり。

徒然草
『枕草子』『方丈記』とならび、日本三大随筆のひとつといわれています。することがなく、手持ち無沙汰な様子を意味する「徒然」な有り様を書きつけた、日本のエッセイの原点といえる作品です。

つれづれなるままに
「なんとなく、することもなく」という意味です。

よしなしごと
「いろいろなこと、さまざまなこと」という意味です。

あやしうこそものぐるほしけれ
「まるで何かに取り憑かれたかのように筆が止まらない」という意味です。

仁和寺
京都市右京区御室にある真言宗御室派総本山の寺院です。開基は宇多天皇（在位887～897）です。

石清水
京都府八幡市にある石清水八幡宮のこと

極楽寺《ごくらくじ》・高良《こうら》などを拝《おが》みて、かばかりと心得《こころえ》て帰《かえ》りにけり。さて傍《かたえ》の人《ひと》に逢《あ》ひて、「年《とし》ごろ思《おも》ひつる事果《ことは》たし侍《はべ》りぬ。聞《き》きしにも過《す》ぎて尊《とうと》くこそおはしけれ。そも参《まい》りたる人《ひと》ごとに山《やま》へのぼりしは、何事《なにごと》かありけむ、ゆかしかりしかど、神《かみ》へまゐ《い》るこそ本意《ほい》なれと思《おも》ひて、山《やま》までは見《み》ず。」とぞ言《い》ひける。

すこしの事《こと》にも先達《せんだち》はあらまほしきことなり。

ワンポイントアドバイス

『徒然草』という本は何度読んでも読み飽きることのない本です。お風呂の中でゆっくり読んでいると、古い言葉も湯気に溶けたようにすんなり頭の中に入ってくるようです。ぜひ、皆さんも挑戦してみてください。

極楽寺・高良
男山山麓にある極楽寺と高良神社です。

かばかり
「これだけだ」という意味です。

傍の人
「仲間の人」という意味です。

ゆかしかりしかど
「知りたいと思ったけれど」という意味です。

先達はあらまほしきことなり
「指導者はあってほしいものである」という意味です。

吉田兼好
弘安6(1283)年頃・文和元(1352)年頃
随筆家、歌人。出家したことにより、兼好法師とも呼ばれます。彼が書いたとされる『徒然草』は、史料としても文学作品としても貴重なものです。「代々をへてをさむる家の風なればしばしぞ騒ぐわかのうらなみ」は代表歌として知られています。

秋《あき》くらげ

室生犀星《むろうさいせい》

山《やま》には遠《とお》い海岸《かいがん》に
くらげはまっさを《お》に群《む》れてゐ《い》た
くらげは心《こころ》から光《ひか》ってゐ《い》た
あるものは岸辺《きしべ》に打《う》ちあげられ
松並木《まつなみき》はこうこうと鳴《な》ってゐ《い》た
くらげにはくらげの可愛《かわい》さがあった
私《わたし》はそれをつくづく眺《なが》めてゐ《い》た

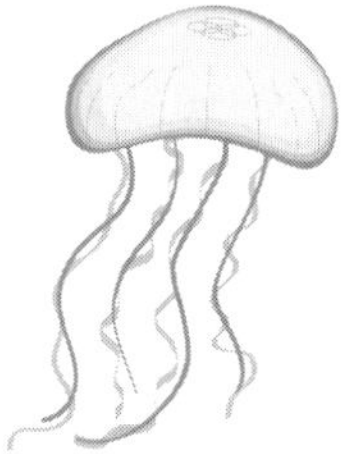

愛の詩集

大正7（1918）年に出版された犀星の最初の詩集です。小さな生きものへ注がれる優しい目や故郷への想いが、抒情詩の形で綴られています。序文を北原白秋、跋文（ばつぶん）を萩原朔太郎が寄せています。

山はみな高《たか》く海《うみ》べに映《うつ》って
ときを折《お》り雪《ゆき》もふってゐ《い》た
くらげは眺《なが》めて居《い》れば居《い》るほど
あはれ《わ》な　いき甲斐《がい》のないもののやう《よ》な気《き》
がした
加賀《かが》　上金石海岸《うえかないわかいがん》にて

加賀　上金石海岸
石川県金沢市金石にある海岸で、砂丘が広がっています。

ワンポイントアドバイス
情景を思い浮かべながら、静かにゆったりとした気分で声に出して読んでみると、心まで洗われ澄んでいくように思われます。ごく短い詩ですから、ご自分のペースで繰り返し味わうように読んでみてください。

室生犀星
明治22（1889）年・昭和37年（1962）年
石川県生まれ。詩人、小説家。不遇な生い立ちを経て生み出された作品の数々は、今も多くの人の心を捉えて離しません。故郷・金沢には詩碑や句碑が点在し、彼を誇りに思う地元の人たちの思いが伝えられています。

小景異情《しょうけいいじょう》

室生犀星《むろうさいせい》

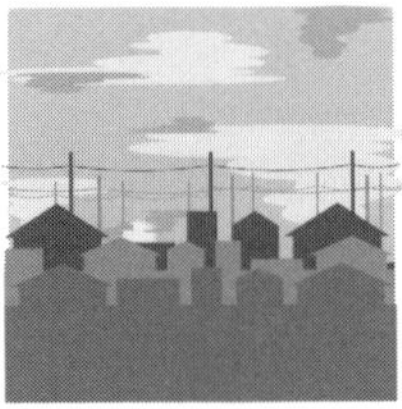

その一《いち》

白魚《しろうお》はさびしや
そのくろき瞳《ひとみ》はなんといふ《う》
なんといふ《う》しほらしさぞよ
そとにひる餉《げ》をしたたむる
わがよそよそしさと
かなしさと
ききともなやな雀《すずめ》しば啼《な》けり

その二《に》

抒情小曲集
『愛の詩集』と同じく大正7年（1918年）に出版された、犀星初期の詩集です。「小景異情」は6つの詩から成り、この詩をきっかけに萩原朔太郎と知り合い、生涯に渡って友情を育んでいくことになります。

白魚
能登に春を告げる魚。躍り食いで知られる「シラウオ」とは別の魚です。

そとにひる餉をしたたむる
「外食でお昼を食べる」という意味です。

ききともなやな
「聞きたくもないなあ」という意味です。

しば
「しきりに」「たくさん」という意味の言葉です。

ふるさとは遠《とお》きにありて思《おも》ふ《う》もの
そして悲《かな》しくうたふ《う》もの
よしや
うらぶれて異土《いど》の乞食《かたい》となるとても
帰《かえ》るところにあるまじや
ひとり都《みやこ》のゆふ《う》ぐれに
ふるさとおもひ《い》涙《なみだ》ぐむ
そのこころもて
遠《とお》きみやこにかへ《え》らばや
遠《とお》きみやこにかへ《え》らばや

ワンポイントアドバイス

わかりにくい言葉が時々使ってあります。特に「ふるさとは」は、作者がどこにいるのか読み解きにくいのではないかと思います。でもそれを見つけるのは読み手であるあなたです。何度も読むと見えてきますよ。

よしや
「もし」「たとえ」「仮に」という意味です。

異土
「他郷で」という意味です。

乞食
働かず、物乞いをする人のことです。

こころもて
「そんな気持ちで」「そんな心持ちで」という意味です。

遠きみやこにかへらばや
「遠い都に帰ってしまおう」という意味です。

室生犀星
明治22(1889)年・昭和37年(1962)年
犀星の生家跡は記念館になり、近くには生後すぐ引き取られた寺院・雨宝院、犀星が愛し、筆名の由来になったと言われる犀川、川沿いに桜並木が広がる「犀星のみち」などがあります。作家の足跡をたどるのも素敵な旅です。

枕草子《まくらのそうし》

清少納言《せいしょうなごん》

春《はる》は曙《あけぼの》。やう《よ》やう《よ》白《しろ》くなりゆく山際《やまぎわ》、すこしあかりて、紫《むらさき》だちたる雲《くも》の細《ほそ》くたなびきたる。

夏《なつ》は夜《よる》。月《つき》の頃《ころ》はさらなり、闇《やみ》もなほ《お》、蛍《ほたる》飛《と》びちがひ《い》たる。雨《あめ》など降《ふ》るも、を《お》かし。

秋《あき》は夕暮《ゆうぐれ》。夕日《ゆうひ》のさして山端《やまぎわ》いと近《ちか》くなりたるに、烏《からす》の寝所《ねどころ》へ行《い》くとて、三《み》つ四《よ》つ二《ふた》つなど、飛《と》び行《い》くさへ《え》あはれ《わ》なり。まして雁《かり》などのつらねたるが、いと小《ちい》さく見《み》ゆ

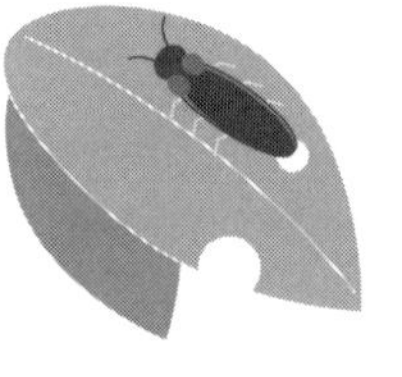

枕草子
宮仕えでの出来事や自然への洞察などを書いた随筆で、『源氏物語』と並んで平安時代の女流文学における最高傑作とされます。約300の段から成り、鋭い感性や深い観察眼が光るこの作品は、今日まで読み継がれています。

やうやう
「段々」「次第に」という意味です。

山際
「山の際」「山の辺」「山に近い所」という意味です。

さらなり
「言うまでもない」という意味です。

なほ
「も、また」という意味です。ここでは「闇もまた」となります。

をかし
「趣きがある」「風情がある」という意味です。

あはれ
「しみじみと心が動かされる」という意味です。

る、いとを《お》かし。日入《ひい》りはてて、風《かぜ》の音《おと》、虫《むし》の音《ね》など。（いとあは《わ》れなり。）

冬《ふゆ》はつとめて。雪《ゆき》の降《ふ》りたるは、いふ《う》べきにもあらず。霜《しも》などのいと白《しろ》きも、またさらでもいと寒《さむ》きに、火《ひ》など急《いそ》ぎおこして、炭持《すみも》てわたるも、いとつきづきし。昼《ひる》になりて、ぬるくゆるびもていけば、炭櫃《すびつ》・火桶《ひおけ》の火《ひ》も、白《しろ》き灰《はい》がちになりぬるはわろし。

つとめて
「早朝」という意味です。

いふべきにもあらず
「言うまでもなく」という意味です。

さらでも
「さ、あらでも」が「さらでも」となった言葉です。「そうでなくとも」という意味です。

つきづきし
「それにふさわしい」「似つかわしい」という意味です。

わろし
「体裁が悪い」「感心しない」「見劣りがする」「良くない」という意味です。

ワンポイントアドバイス

若くて聡明な女性が「あれはいい」「これは悪い」なんて言いながら書いたと思うと、とっても可愛く思えますね。そんな愚痴のようなものだと思って読んでみてはいかがでしょうか。顔がほころぶことでしょう。

清少納言
康保3（966）年頃・万寿2（1025）年頃
平安時代中期に活躍した随筆家、歌人。『枕草子』を書いた他に歌の名人としても知られ、小倉百人一首には「夜をこめて鳥の空音ははかるともよに逢坂（あうさか）の関は許さじ」の句が収められています。

column2

まだまだある、

声に出して読みたい日本と世界の名作

本書で音読をして、もっと読んでみたくなったら、次のような作品はいかがでしょうか。おすすめの本をご紹介します。

＜日本の作品＞

二葉亭四迷『浮雲』
高山樗牛『滝口入道』
樋口一葉『たけくらべ』
徳冨蘆花『不如帰』
泉 鏡花『高野聖』
長塚 節『土』
武者小路実篤『友情』
小川未明『赤いろうそくと人魚』
井伏鱒二『山椒魚』
小林多喜二『蟹工船』
横光利一『機械』
川端康成『雪国』
堀 辰雄『風立ちぬ』
山本有三『路傍の石』
永井荷風『濹東綺譚』
石坂洋次郎『青い山脈』
壺井 栄『二十四の瞳』
金子光晴『女たちのエレジー』
宮本百合子『播州平野』

＜海外の作品＞

ヘルマン・ヘッセ『車輪の下』
トルストイ『アンナ・カレーニナ』『人生論』
ヘミングウェイ『老人と海』
カフカ『変身』
アンデルセン『アンデルセン童話集』
チョーサー『カンタベリー物語』
ロレンス『チャタレイ夫人の恋人』
オーウェル『1984』
ダンテ『神曲』
プルースト『失われた時を求めて』
セルバンテス『ドン・キホーテ』
ゲーテ『ファウスト』
メルヴィル『白鯨』
スタンダール『赤と黒』
ガルシア・マルケス『百年の孤独』
イプセン『人形の家』
フローベール『ボヴァリー夫人』

第3章

音やせりふを楽しむ音読

最後の章では、音やせりふの妙を楽しみたい作品を紹介します。詩に散りばめられた小気味よいリズムを味わったり、人間味あふれるせりふで登場人物に成り切ったりしながら、声に出してみましょう。ストレスもスッキリしそうです。

細雪《ささめゆき》

谷崎潤一郎《たにざきじゅんいちろう》

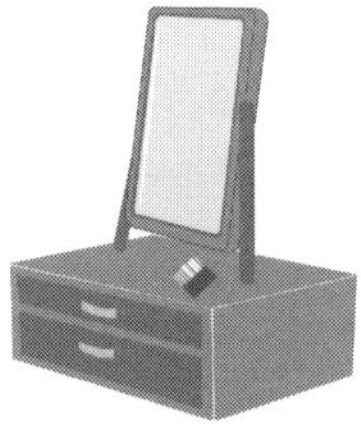

「こいさん、頼《たの》むわ。――」

　鏡《かがみ》の中《なか》で、廊下《ろうか》からうしろへ這入《はい》って来《き》た妙子《たえこ》を見《み》ると、自分《じぶん》で襟《えり》を塗《ぬ》りかけていた刷毛《はけ》を渡《わた》して、其方《そちら》は見《み》ずに、眼《め》の前《まえ》に映《うつ》っている長襦袢姿《ながじゅばんすがた》の、抜《ぬ》き衣紋《えもん》の顔《かお》を他人《たにん》の顔《かお》のように見据《みす》えながら、

「雪子《ゆきこ》ちゃん下《した》で何《なに》してる」

と、幸子《さちこ》はきいた。

「悦《えっ》ちゃんのピアノ見《み》たげてるらしい」

――なるほど、階下《かいか》で練習曲《れんしゅうきょく》の音《おと》がしてい

細雪
美しい四姉妹を主人公にした長編小説で、その暮らしの中にある日本の文化の美しさを描いています。軍の圧力によって雑誌『中央公論』への掲載が中断されるという憂き目に遭いますが、戦中も執筆が続けられ、戦後に完結しました。

長襦袢
和服の肌着のことです。ジュバンという言葉は室町時代末期に入ってきたポルトガル語に由来します。

抜き衣紋
和服で首のまわりの襟を後ろに押し下げて、襟足が広くのぞくようにする着方のことをいいます。

るのは、雪子《ゆきこ》が先《さき》に身支度《みじたく》をしてしまったところで悦子《えつこ》に掴《つか》まって、稽古《けいこ》を見《み》てやっているのであろう。悦子《えつこ》は母《はは》が外出《がいしゅつ》する時《とき》でも雪子《ゆきこ》さえ家《いえ》にいてくれれば大人《おとな》しく留守番《るすばん》をする児《こ》であるのに、今日《きょう》は母《はは》と雪子《ゆきこ》と妙子《たえこ》と、三人《さんにん》が揃《そろ》って出《で》かけると云《い》うので少《すこ》し機嫌《きげん》が悪《わる》いのであるが、二時《にじ》に始《はじ》まる演奏会《えんそうかい》が済《す》みさえしたら雪子《ゆきこ》だけ一《ひ》と足先《あしさき》に、夕飯《ゆうはん》までには帰《かえ》って来《き》て上《あ》げると云《い》うことでどうやら納得《なっとく》はしているのであった。

ワンポイントアドバイス

大阪弁の優しい女性の言葉を真似して読むのはちょっと難しいかもしれません。うまくいかなくても何度か練習したり、大阪弁を聴いてみたりするといいでしょう。関西の言葉は美しさ、優しさに満ちています。

谷崎潤一郎
明治19(1886)年・昭和40(1965)年東京生まれ。小説家。作家・永井荷風の評価を得て、文壇に現れます。独自の美意識を貫き、『痴人の愛』『蓼喰ふ虫』『春琴抄』『陰翳礼讃』などの作品を残しました。『源氏物語』の現代語訳も行っています。

ロミオとヂ《ジ》ュリエット

シェークスピヤ
訳：坪内逍遥《つぼうちしょうよう》

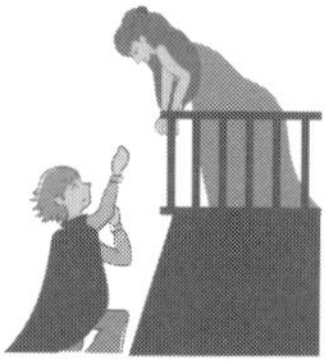

ヂ《ジ》ュリ　お〻《お》、ロミオ、ロミオ！　何故《なぜ》卿《おまえ》はロミオぢ《じ》ゃ！　父御《ててご》をも、自身《じしん》の名《な》をも棄《す》て〻《て》しまや。それが否《いや》ならば、せめても予《わし》の恋人《こいびと》ぢ《じ》ゃと誓言《せいごん》して下《くだ》され。すれば、予《わし》や最早《もう》カピューレットではない。

ロミオ　（傍《そば》を向《む》きて）もっと聞《き》か《こ》うか？　すぐ物《もの》を言《い》は《お》うか？

ヂ《ジ》ュリ　名前《なまえ》だけが予《わし》の敵《かたき》ぢ《じ》ゃ。モンタギューでなう《の》ても立派《りっぱ》な卿《おまえ》。モンタギューが何《なん》ぢ《じ》ゃ！　手《て》でも、足《あし》でも、腕《かいな》でも、面《かお》でも無《な》い、人《ひと》の身《み》に附《つ》

ロミオとヂュリエット
イングランドの劇作家・詩人、ウィリアム・シェイクスピアによって書かれた戯曲。イタリア北部の街・ヴェローナを舞台にモンタギュー家とカピューレット家、敵対する両家に生まれながらも愛し合う男女が織りなす悲劇です。

父御
父親を敬っていう語です。「ちちご」ともいいます。

いた物《もの》ではない。おゝ、何《なに》か他《ほか》の名前《なまえ》にしや。名《な》が何《なんじ》ぢや？　薔薇《ばら》の花《はな》は、他《ほか》の名《な》で呼《よ》んでも、同《おな》じやうに善《よ》い香《か》がする。ロミオとても其通《そのとお》り、ロミオでなうても、名《な》は棄《す》てゝも、其持前《そのもちまえ》のいみじい、貴《とうと》い徳《とく》は残《のこ》らう。……ロミオどの、おのが有《もの》でもない名《な》を棄《す》てゝ、其代《そのかわ》りに、予《わし》の身《み》をも、心《こころ》をも取《と》って下《くだ》され。

ロミオ　（前《まえ》へ進《すす》みて）おゝ、取《と》りませう《しょう》。言葉《ことば》を其儘《そのまま》。一言《ひとこと》、恋人《こいびとじ》ぢやと言《い》うて下《くだ》され、直《すぐ》にも洗礼《せんれい》を受《う》けませう《しょう》。今日《きょう》からは最早《もう》ロミオで無《な》い。

ワンポイントアドバイス

現代語訳の「ロミオとジュリエット」ももちろんいいものがありますが、坪内逍遥訳はガス灯の灯るような雰囲気が伝わってきます。明治の人たちの話し方を再現するという気持ちで読んでみてください。

いみじい
「大層素晴らしい」「立派である」「情趣が深い」という意味です。

洗礼
「洗礼」は本来、「キリスト教で信者となるための礼典」をいいますが、ここでは「初めての経験をして大きな影響を受けること」をいいます。

シェークスピヤ（シェイクスピア）
坪内逍遥
シェイクスピアは約４００年前に四代悲劇『ハムレット』『オセロー』『リア王』『マクベス』などを生みました。戯曲の執筆で演劇の近代化に大きく貢献した坪内逍遥は、その晩年にシェイクスピア全集の翻訳を成し遂げました。

泣菫詩抄《きゅうきんししょう》

薄田泣菫《すすきだきゅうきん》

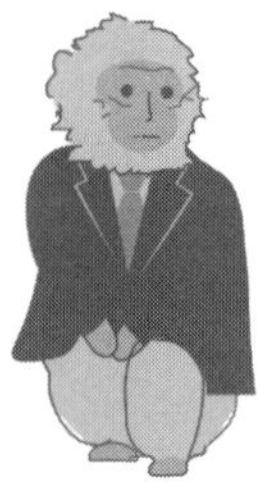

猿《さる》の喰逃《くいに》げ

お山《やま》の猿《さる》はおどけもの、
今日《きょう》も今日《きょう》とて店《みせ》へ来《き》て、
胡桃《くるみ》を五《いつ》つ食《た》べた上《うえ》、
背広《せびろ》の服《ふく》の隠《かく》しから、
銀貨《ぎんか》を一《ひと》つ取《と》り出《だ》して、
釣銭《つり》はいらぬと、上町《かみまち》の

こさめ

今日《きょう》も小雨《こさめ》が
降《ふ》るさうな。
お寺《てら》の庭《にわ》の
菩提樹《ぼだいじゅ》に、
蛇《じゃ》の目《め》の傘《かさ》に、

つばくろに、

泣菫詩抄
大正14（1925）年、大阪毎日新聞社刊。明治39（1906）年の『白羊宮』以来に作られた詩、18編が載っています。他の追随を許さない独自の世界を展開した詩集です。

＜猿の喰逃げ＞

隠し
内ポケットのことです。

上町
高いところに住む人という意味で、上流階級の人を指していいます。

帽子
フランス語「chapeau（帽子）」が転じたもの。降参を意味する「かぶとを脱ぐ」の「かぶと」が「帽子」になったものです。

旦那《たんな》のまねをしてゐ《い》たが、
銀貨《ぎんか》は贋《にせ》の人《ひと》だまし、
お釣銭《つり》のあら《ろ》う筈《はず》がない、
おふざけでないと言《い》ったれば、
帽子《しゃっぽ》を脱《ぬ》いで、二度三度《にどさんど》
お詫《わ》び申《もう》すといふ《う》うちに、
背広《せびろ》の服《ふく》のやぶれから
尻尾《しっぽ》を出《だ》して逃《に》げちゃった。

わたしが結《ゆ》うた
鉢《はち》の木《き》の
てりてり法師《ほうし》に、
まださめぬ
昼寝《ひるね》の夢《ゆめ》の
あの人《ひと》に。

＜こさめ＞

菩提樹
シナノキ科の落葉高木。中国原産で、しばしば寺院の庭などに栽植されています。菩提樹の下で仏陀が悟りを開いたといわれているからです。

結う
「結びつける」という意味です。

鉢の木
「鉢植えの木」をいいます。

てりてり法師
「てるてる坊主」のことをいいます。鉢の木にてるてる坊主を結びつけたのです。

ワンポイントアドバイス

ほのかな悲しみが流れる、懐かしい色の詩ですね。子どもに読んで聞かせるように優しく読んでみてください。行間からぽつぽつと、小さかった頃の思い出がこぼれ出て来るかもしれません。

薄田泣菫
明治10（1877）年 - 昭和20（1945）年
岡山県生まれ。詩人、随筆家。島崎藤村・土井晩翠の「藤晩時代」の後、詩人・蒲原有明とともに評価を得、後の北原白秋の時代へと繋がっていきます。大阪毎日新聞の学芸部長を務め、多くの文人と付き合いがありました。

桜《さくら》の森《もり》の満開《まんかい》の下《した》

坂口安吾《さかぐちあんご》

二日《ふつか》か三日《みっか》の後《のち》に森《もり》の満開《まんかい》が訪《おとず》れようとしていました。今年《ことし》こそ、彼《かれ》は決意《けつい》していました。桜《さくら》の森《もり》の花《はな》ざかりのまんなかで、身動《みうご》きもせずジッと坐《すわ》っていてみせる。彼《かれ》は毎日《まいにち》ひそかに桜《さくら》の森《もり》へでかけて蕾《つぼみ》のふくらみをはかっていました。あと三日《みっか》、彼《かれ》は出発《しゅっぱつ》を急《いそ》ぐ女《おんな》に言《い》いました。

「お前《まえ》に仕度《したく》の面倒《めんどう》があるものかね」と女《おんな》は眉《まゆ》をよせました。「じらさないでおくれ。都《みやこ》が私《わたし》をよんでいるんだよ」

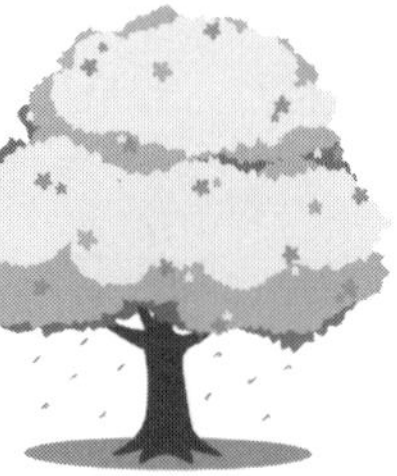

桜の森の満開の下

安吾作品の中でも評価が高く、その恐ろしくも美しい世界は人々を惹きつけてやみません。作品が書かれた背景には大空襲の死者を上野の山で焼いた折、満開の桜のもと、人けのない森を風だけが通って行った情景があるといいます。

「それでも約束《やくそく》があるからね」

「お前《まえ》がかえ。この山奥《やまおく》に約束《やくそく》した誰《だれ》がいるのさ」

「それは誰《だれ》もいないけれども、ね。けれども、約束《やくそく》があるのだよ」

「それはマア珍《めずら》しいことがあるものだねえ。誰《だれ》もいなくって誰《だれ》と約束《やくそく》するのだえ」

男《おとこ》は嘘《うそ》がつけなくなりました。

「桜《さくら》の花《はな》が咲《さ》くのだよ」

「桜《さくら》の花《はな》と約束《やくそく》したのかえ」

ワンポイントアドバイス

言葉にならない思いを言葉にしなくてはならないじれったさ、悔しさみたいなものが、この場面での不安を醸し出しています。桜の花が開くということに頭がいっぱいになった男を想像して読んでみてください。

坂口安吾
明治39（1906）年・昭和30（1955）年 新潟県生まれ。小説家。哲学書・宗教書を読みふける生活で神経衰弱を引き起こしますが、そこから脱した理由もまた学問への没頭でした。昭和21（1946）年に発表した『堕落論』『白痴』は戦後疲弊していた日本人に衝撃を与えました。

夜《よる》（1）

竹久夢二《たけひさゆめじ》

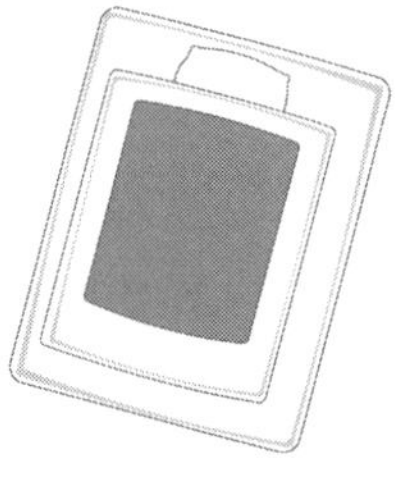

日《ひ》が暮《く》れて子供達《こどもたち》が寝床《ねどこ》へゆく時間《じかん》になったのに、幹子《みきこ》は寝《ね》るのがいやだと言《い》って、お母様《かあさま》を困《こま》らせました。

「さあ、みっちゃんお寝《やす》みなさいな。雛鳥《ひなどり》ももうみんな寝《ね》んねしましたよ」

お母様《かあさま》は、幹子《みきこ》に寝間着《ねまき》を着《き》せながら仰言《おっしゃ》いました。

「みっちゃんが夕御飯《ゆうごはん》たべてる時《とき》に、親鳥《おやどり》が
ココ　ココ　って言《い》って雛鳥《ひなどり》を寝《ね》かしていましたよ」

夜
大正15（1926）年に発表された『童話　春』の中に入っています。全部で19篇が収められています。大正ロマンの薫りがいっぱいに漂う、夢二の童話集の一篇です。

「だってあたし眠《ねむ》くないんですもの」

「山《やま》の小鳩《こばと》も、もう親鳩《おやばと》の羽根《はね》の下《した》へ頭《あたま》をかくして　コロ　コロ　コロ　お休《やす》みって眠《ねむ》りましたよ」

「だってあたし眠《ねむ》くないの」

「赤《あか》い小牛《こうし》は小屋《こや》の中《なか》で、羊《ひつじ》の子《こ》は青《あお》い草《くさ》の中《なか》で寝《ねんね》しましたよ」

幹子《みきこ》は、柔《やわら》かい気持《きもち》の好《い》い寝床《ねどこ》へ這入《はい》ったけれど、まだ眠《ねむ》ろうとはしませんでした。

ワンポイントアドバイス

眠れない子どもを寝かせるための話です。可愛いですね。こんな話をしてもらって眠った記憶がよみがえる人もあるかもしれません。大正のロマン漂う優しい言葉を何度も読んで味わってみてください。

竹久夢二
明治17（1884）年・昭和9（1934）年
岡山県生まれ。画家、詩人。美人画が名高い画家で各地に美術館があります。画家としての活動のほか、大衆歌として人気の高い「宵待草」に代表される詩を書いたり書籍の装丁を行ったりするなど、活躍は多岐にわたっています。

夜《よる》(2)

竹久夢二《たけひさゆめじ》

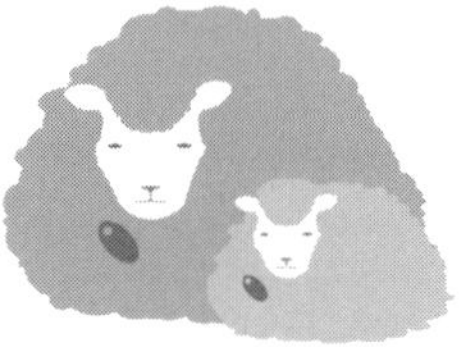

お月様《つきさま》は、幹子《みきこ》の眼《め》のうちに輝《かがや》いた。それは恰度《ちょうど》、「好《よ》い児《こ》のみっちゃんおやすみ」と言《い》っているように見《み》えました。

幹子《みきこ》は、寝床《ねどこ》の中《なか》からお月様《つきさま》の方《ほう》を見《み》あげて「お月様《つきさま》おやすみなさい」

そう言《い》って枕《まくら》に頭《あたま》をつけて、お月様《つきさま》を見《み》ながら、お母様《かあさま》の子守唄《こもりうた》をききました。

お月様《つきさま》の美《うつく》しさ　天使《てんし》のような美《うつく》しさ

「母様《かあさま》！　お月様《つきさま》は小羊《こひつじ》も寝《ね》かしてやるの？」

眠《ね》むそうな顔《かお》をした幹子《みきこ》がたずねました。

夜

このお話が収められている『童話　春』には、「朝」というお話もあります。ぐっすりと眠っている子どもを、時計や小鳥や風が代わる代わる起こそうとします。万物に命が宿っていると純粋に思えた童心に返ることのできるお話です。

「ええお月様《つきさま》は小羊《こひつじ》でも山《やま》の兎《うさぎ》でも寝《ね》かしてお
やんなさるよ」
幹子《みきこ》の目蓋《まぶた》は、もう開《あ》けられないほど重《おも》く
なって来《き》ました。けれどお月様《つきさま》は、やっぱり
窓《まど》からお母様《かあさま》や幹子《みきこ》の寝床《ねどこ》を照《てら》しました。
東《ひがし》の森《もり》を出《で》る時《とき》に、お月様《つきさま》は何《なに》を見《み》た？
青《あお》い牧場《まきば》の小羊《こひつじ》が、親《おや》の羊《ひつじ》の懐《ふところ》へ
そろりと這入《はい》って寝《ね》るとこと
好《よ》い児《こ》の坊《ぼう》やが母様《かあさま》と
寝《ね》んねするのを見《み》ています。

ワンポイントアドバイス

お母様の子守唄はどんな節がついたものだったのでしょうか。優しい子守唄の節を自分で考えて歌ってみるのもいいかもしれません。スヤスヤ眠る幹子の寝息が聞こえてくるような読み方をしてみてください。

竹久夢二
明治17（1884）年・昭和9（1934）年
夢二と言えば真っ先に美人画を思い浮かべる人が多いかもしれませんが、その才能は子ども向けに作られた文章にも挿絵にも遺憾なく発揮されています。51歳で終えた生涯最期の言葉は「ありがとう」だったといわれています。

竹《たけ》

萩原朔太郎《はぎわらさくたろう》

光《ひか》る地面《じめん》に竹《たけ》が生《は》え、
青竹《あおだけ》が生《は》え、
地下《ちか》には竹《たけ》の根《ね》が生《は》え、
根《ね》がしだいにほそらみ、
根《ね》の先《さき》より繊毛《せんもう》が生《は》え、
かすかにけぶる繊毛《せんもう》が生《は》え、
かすかにふるえ。

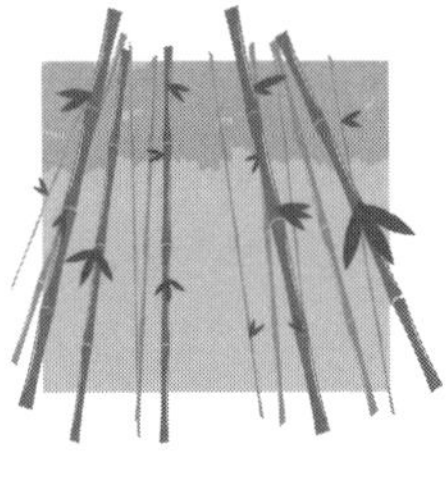

月に吠える

「竹」を収めた、大正6（1917）年に出版された処女詩集です。明治後期から大正にかけて文語詩から口語詩への模索が続けられる中、その壁を打ち破った革新的な作品です。序文は北原白秋、跋文（ばつぶん）は室生犀星の手によるものです。

かたき地面《じめん》に竹《たけ》が生《は》え、
地上《ちじょう》にするどく竹《たけ》が生《は》え、
まっしぐらに竹《たけ》が生《は》え、
凍《こお》れる節節《ふしぶし》りんりんと、
青空《あおぞら》のもとに竹《たけ》が生《は》え、
竹《たけ》、竹《たけ》、竹《たけ》が生《は》え。

ワンポイントアドバイス

不思議な雰囲気に包まれた詩ですね。不思議な詩を言葉に出して朗読するためには、詩を覚えてみるといいのかもしれません。詩が心の中で成熟し、音となって現れてきます。

萩原朔太郎
明治19（1886）年・昭和17（1942）年
群馬県生まれ。詩人。師・北原白秋が主宰する雑誌『朱欒（ザンボア）』で詩人としてのスタートを切り、「日本近代詩の父」と呼ばれるほど後世の詩人に多大な影響を及ぼしました。マンドリンやギターの奏者であったことでも知られています。

三角《さんかく》と四角《しかく》

巌谷小波《いわやさざなみ》

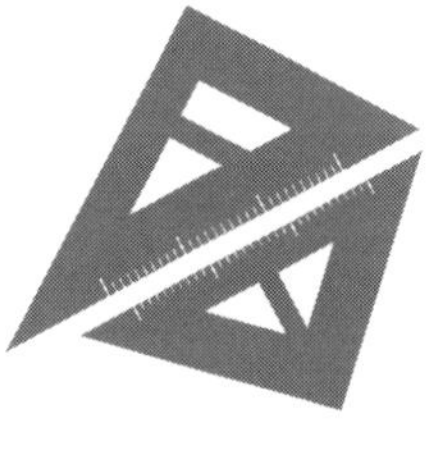

数学《すうがく》の中《うち》に幾何《きか》というものがある。幾何《きか》を学《まな》ぶにわ《は》、是非《ぜひ》とも定木《じょうぎ》が入《い》る。その定木《じょうぎ》の中《うち》に、三角定木《さんかくじょうぎ》というのがある。——これわ《は》大方諸君《おおかたみなさん》も御存《ごぞん》じでしょう。

ところがこの三角定木《さんかくじょうぎ》、自分《じぶん》の体《からだ》にわ《は》、三方《さんぼう》に尖《とが》った角《かど》のあるのを、大層自慢《たいそうじまん》に致《いた》し、世間《せけん》に品《しな》も多《おお》いが、乃公《おれ》ほど角《かど》のあるものわ《は》あるまい。角《かど》にかけてわ《は》乃公《おれ》が一番《いちばん》だと、たった三《みっ》つよりない角《かど》を、酷《ひど》く鼻《はな》にかけておりました。

三角と四角
明治44（1911）年に出版された『小波お伽百話』所収。小波はベルリン大学で日本語を教えながら、日本の仮名遣いを「発音通りに書く」ことを提唱しました。これを彼は「お伽仮名」と呼んでいました。

幾何
幾何学、図形のことを学ぶ算数・数学のひとつの分野です。

乃公
目上の男子が目下の者にむかって、尊大に言う言葉。「わが輩」という言い方と同じです。

するとある日《ひ》、同《おな》じ机《つくえ》の上《うえ》にあった鉛筆《えんぴつ》が来《き》ていうにわ《は》、

（筆《ふで》）三角《さんかく》さん三角《さんかく》さん、お前《まえ》わ《は》平常《ふだん》から大層《たいそう》その角《かど》を自慢《じまん》してるし、私《わし》らもまたお前《まえ》ほど角《かど》の多《おお》いものわ《は》ないと思《おも》っていたが、この間《あいだき》来《き》た画板《がばん》を見《み》たかイ。あれわ《は》お前《まえ》よりまた角《かど》が多《おお》いぜ。

と、いいますから、三角《さんかく》わ《は》少《すこ》し不平《ふへい》の顔色《かおいろ》で、

（三《さん》）ナニ僕《ぼく》より角《かど》の多《おお》い奴《やつ》がいる。馬鹿《ばか》いい給《たも》うな。……（略）

ワンポイントアドバイス

三角定規や鉛筆が話をするなんて、とってもおもしろいですね。仮名遣いも発音通りで書かれているとちょっと戸惑ってしまうかもしれませんが、注意して読んでみてください。

画板
画用紙を乗せる台にする板です。

巌谷小波
明治3（1870）年・昭和8（1933）年
東京生まれ。児童文学作家。尾崎紅葉たちと文学結社・硯友社にて小説を発表した後、児童文学の世界へ入っていきます。子ども向けに書いた『こがね丸』以後、自身の雑誌『少年世界』に作品を次々と発表しました。

俊寛《しゅんかん》

倉田百三《くらたひゃくぞう》

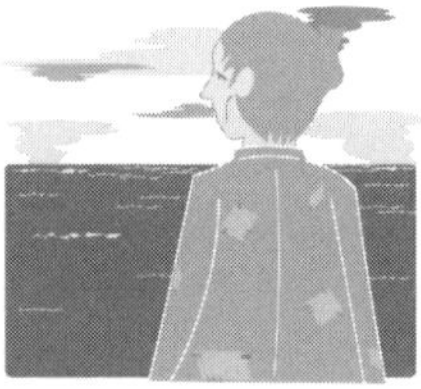

成経《なりつね》　あゝ《あ》とうとう見《み》えなくなってしまった。九州《きゅうしゅう》のほうへ行《い》く船《ふね》なのだろう。それとも都《みやこ》へのぼる船《ふね》かもしれない。わしの故郷《こきょう》のほうへ。

康頼《やすより》　どうせこのような離《はな》れ島《じま》に寄《よ》って行《い》く船《ふね》はありませんよ。そんなに毎日浜辺《まいにちはまべ》に立《た》って、遠《とお》くを通《とお》る船《ふね》を見《み》ていたってしかたがないではありませんか。

成経《なりつね》　でも船《ふね》の姿《すがた》だけでもどんなになつかしいか。灰色《はいいろ》にとりとめもなく広《ひろ》がる大《おお》きな

俊寛

大正8（1919）年に発表されました。俊寛は平家討伐に失敗し、藤原成経と同じように平家を呪いながら死んでいった人です。大正時代に芥川龍之介、菊池寛、倉田百三の3人によって俊寛についての小説が書かれました。

海《うみ》を見《み》ているとわしは気《き》が遠《とお》くなってしまう。わしとは何《なん》の関係《かんけい》もないように、まるで無意味《むいみ》で、とりつくしまもないような気《き》がする。せめて向《む》こうに髪《かみ》の毛《け》ほどでもいいから、陸地《りくち》の影《かげ》が見《み》えてくれたら。

康頼《やすより》　それは及《およ》びもつかない願《ねが》いでございます。ここからいちばん近《ちか》い薩摩《さつま》の山《やま》が、糸《いと》すじほどに見《み》えるところまで行《い》くのでも、どんな速《はや》い船《ふね》でも二《に》、三日《さんにち》はかかると言《い》いますから。

ワンポイントアドバイス

大海原を思い浮かべてみましょう。季節は春先でしょうか。白い波も立っているでしょうか。その海はきっと、俊寛の心の中にやるせない思いを掻きたたせています。俊寛は鬼界ケ島に島流しになっているのです。

薩摩
今の鹿児島県、西半部の旧国名です。

倉田百三
明治24（1891）年・昭和18（1943）年
広島県生まれ。劇作家、評論家。哲学者・西田幾太郎の『善の研究』を読み、哲学に傾倒します。随筆『愛と認識との出発』は青年に広く支持されました。「青春は短い　宝石の如くにして　それを惜しめ」の言葉を残しています。

次郎物語《じろうものがたり》

下村湖人《しもむらこじん》

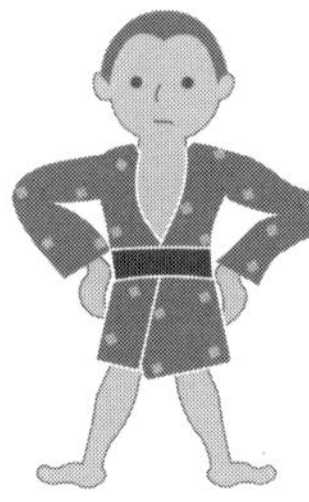

「癪《しゃく》にさわるったら、ありゃしない。」と、乳母《うば》のお浜《はま》が、台所《だいどころ》の上《あが》り框《かまち》に腰《こし》をかけながら言《い》う。

「全《まった》くさ。いくら気《き》がきついたって、奥《おく》さんもあんまりだよ。まるで人情《にんじょう》というものをふみつけにしてるんだもの。」と、竈《かまど》の前《まえ》で、あばた面《づら》をほてらしながら、お糸婆《いとばあ》さんが、能弁《のうべん》にあいづちをうつ。

「お前《まえ》たち、何《なに》をいってるんだよ。」と、その時《とき》、台所《だいどころ》と茶《ちゃ》の間《ま》を仕切《しき》る障子《しょうじ》が、がらりと

次郎物語
1941年から1954年にかけて出版された、全五部からなる作品です。里子に出された少年・次郎の成長していく様子が描かれています。続編の構想もありましたが、実現することなく作者は世を去りました。

乳母
母親に代わって乳幼児に乳を飲ませて養育する女性です。

上り框
玄関など、家の上がり口の縁に渡してある横木のことです。

あばた面
もともとは天然痘が治った後に顔面に残る発疹の痕をいいました。「ニキビ面」みたいなものです。

能弁
弁舌が巧みなこと、しゃべるのが上手なことです。

開《ひら》いて、お民《たみ》のかん高《だか》い声《こえ》が、鋭《するど》く二人《ふたり》の耳《みみ》をうつ。
お糸婆《いとばあ》さんは、そ知《し》らぬ顔《かお》をする。お浜《はま》は、どうせやけ糞《くそ》だ、といったように、まともにお民《たみ》の顔《かお》を見《み》かえす。見返《みかえ》されて、お民《たみ》はいよいよきっとなる。
「お浜《はま》、あたしあれほど事《こと》をわけていってるのに、お前《まえ》まだわからないのかい。恭一《きょういち》は何《なん》といっても総領《そうりょう》なんだからね。……（略）

総領
「家を受け継ぐ子」という意味です。

ワンポイントアドバイス

トントンと言い合いから始まる次郎物語の冒頭です。「竈」「茶の間」「総領」などという言葉から、古い時代の雰囲気が伝わって来ます。土の匂いもしませんか？　明治・大正時代の薫りを感じながら読んでみてください。

下村湖人
明治17（1884）年 - 昭和30（1955）年
佐賀県生まれ。小説家、社会教育家。郷里の中学校教諭、台北高等学校校長等の教員生活の後、執筆活動に入ります。『次郎物語』は自身も里子に出された体験が重ねて書かれているといわれています。

一握《いちあく》の砂《すな》

石川啄木《いしかわたくぼく》

我《われ》を愛《あい》する歌《うた》

東海《とうかい》の小島《こじま》の磯《いそ》の白砂《しらすな》に
われ泣《な》きぬれて
蟹《かに》とたは《わ》むる

頬《ほ》につたふ《う》
なみだのごはず
一握《いちあく》の砂《すな》を示《しめ》しし人《ひと》を忘《わす》れず

大海《だいかい》にむかひ《い》て一人《ひとり》
七八日《ななようか》
泣《な》きなむ《ん》とすと家《いえ》を出《い》でにき

一握の砂
石川啄木の第1作目の歌集で、明治43（1910）年に刊行されました。「我を愛する歌」「煙」「秋風のこころよさに」「忘れがたき人人」「手套（てぶくろ）を脱ぐ時」の5部からなり、551首が収められています。

のごはず
「ぬぐわず」という意味です。

泣きなむとすと
「泣いてやろうと思った」という意味です。

いたく錆《さ》びしピストル出《い》でぬ
砂山《すなやま》の
砂《すな》を指《ゆび》もて掘《ほ》りてありしに

ひと夜《よ》さに嵐《あらし》来《きた》りて築《きず》きたる
この砂山《すなやま》は
何《なに》の墓《はか》ぞも

砂山《すなやま》の砂《すな》に腹這《はらば》ひ
初恋《はつこい》の
いたみを遠《とお》くおもひ《い》出《い》づる日《ひ》

ワンポイントアドバイス

虚しく哀しい暗さに満ちた歌が並んでいます。印税で父母と妹と新妻を養おうと思って作った『あこがれ』という詩集は売れず、家族皆が路頭に迷うことになります。この歌集に掛けた希望を思って読んでみてください。

掘りてありしに
「掘っていたら」という意味です。

ひと夜さに
「一夜のうちに」という意味です。

おもひ出づる
「思い出す」という意味です。

石川啄木
明治19（1886）年 - 明治45（1912）年
岩手県生まれ。歌人、詩人。20歳で出した初めての詩集『あこがれ』でその名を知られるようになります。貧しさのため職を変えながらも創作活動を続けますが、肺結核のため26年の短い人生を終えました。

桜桃《おうとう》

太宰治《だざいおさむ》

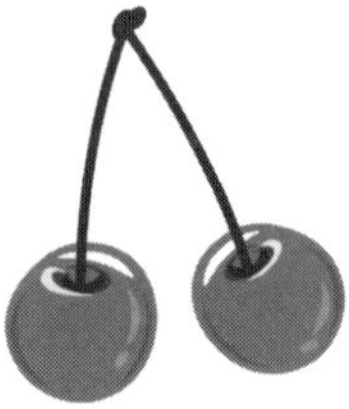

　子供《こども》より親《おや》が大事《だいじ》、と思《おも》いたい。子供《こども》のために、などと古風《こふう》な道学者《どうがくしゃ》みたいな事《こと》を殊勝《しゅしょう》らしく考《かんが》えてみても、何《なに》、子供《こども》よりも、その親《おや》のほうが弱《よわ》いのだ。少《すくな》くとも、私《わたし》の家庭《かてい》においては、そうである。まさか、自分《じぶん》が老人《ろうじん》になってから、子供《こども》に助《たす》けられ、世話《せわ》になろうなどという図々《ずうずう》しい虫《むし》のよい下心《したごころ》は、まったく持《も》ち合《あ》わせてはいないけれども、この親《おや》は、その家庭《かてい》において、常《つね》に子供《こども》たちのご機嫌《きげん》ばかり伺《うかが》っている。子供《こども》、といっても、私《わたし》のところの子供《こども》たちは、皆《みな》まだひどく幼《おさな》い。長女《ちょうじょ》は七歳《ななさい》、長男《ちょうなん》は四歳《よんさい》、次女《じじょ》は

桜桃
昭和23（1948）年、太宰が愛人であった山崎富栄と玉川上水に入水し、命を落とした年に刊行された作品です。同じ頃、肺結核の悪化のため喀血しながらも代表作のひとつ『人間失格』を書き上げています。

道学者
道理や道徳を説く学者のことを意味します。

一歳《いっさい》である。それでも、既《すで》にそれぞれ、両親《りょうしん》を圧倒《あっとう》し掛《か》けている。父《ちち》と母《はは》は、さながら子供《こども》たちの下男下女《げなんげじょ》の趣《おもむ》きを呈《てい》しているのである。夏《なつ》、家族全部三畳間《かぞくぜんぶさんじょうま》に集《あつ》まり、大《おお》にぎやか、大混雑《だいこんざつ》の夕食《ゆうしょく》をしたため、父《ちち》はタオルでやたらに顔《かお》の汗《あせ》を拭《ふ》き、
「めし食《く》って大汗《おおあせ》かくもげびた事《こと》、と柳多留《やなぎだる》にあったけれども、どうも、こんなに子供《こども》たちがうるさくては、いかにお上品《じょうひん》なお父《とう》さんといえども、汗《あせ》が流《なが》れる。」
と、ひとりぶつぶつ不平《ふへい》を言《い》い出《だ》す。

ワンポイントアドバイス

冗談ばかりを言って、家族との団らんや他人との間で明るく振る舞う主人公。でも心のなかには「自殺」という言葉が浮かんでいます。表面的な明るさと内面の暗さのギャップを感じながら読んでみましょう。

柳多留
江戸時代に川柳を集めて編纂した『誹風柳多留』という本です。

太宰 治
明治42（1909）年‐昭和23（1948）年
入水の6日後、昭和23（1948）年6月19日に遺体が上がりました。不思議なことにこの日は太宰の誕生日でもあり、死の直前に書かれた作品『桜桃』にちなみ、作家の今官一によって桜桃忌と名付けられました。

怪談牡丹灯籠《かいだんぼたんとうろう》

三遊亭円朝《さんゆうていえんちょう》

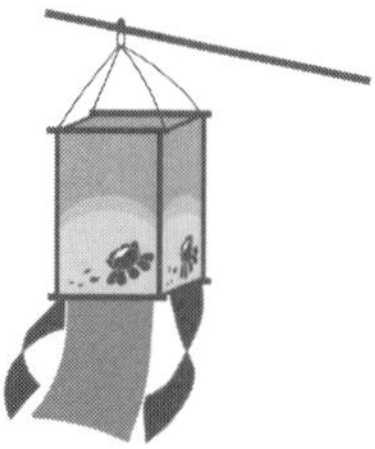

寛宝三年《かんぽうさんねん》の四月十一日《しがつじゅういちにち》、まだ東京《とうきょう》を江戸《えど》と申《もう》しました頃《ころ》、湯島天神《ゆしまてんじん》の社《やしろ》にて聖徳太子《しょうとくたいし》の御祭礼《ごさいれい》を致《いた》しまして、その時《とき》大層《たいそう》参詣《さんけい》の人《ひと》が出《で》て群集雑沓《ぐんじゅざっとう》を極《きわ》めました。こゝ《こ》に本郷三丁目《ほんごうさんちょうめ》に藤村屋新兵衛《ふじむらやしんべえ》という刀屋《かたなや》がございまして、その店先《みせさき》には良《よ》い代物《しろもの》が列《なら》べてある所《ところ》を、通《とお》りかゝ《か》りました一人《ひとり》のお侍《さむらい》は、年《とし》の頃《ころ》二十一二《にじゅういちに》とも覚《おぼ》しく、色《いろ》あくまでも白《しろ》く、眉毛《まゆげ》秀《ひい》で、目元《めもと》きりゝ《り》っとして少《すこ》し癇癪持《かんしゃくもち》と見《み》え、鬢《びん》の毛《け》をぐうっと吊《つ》り上《あ》げて結《ゆ》わせ、立派《りっぱ》なお羽織《はおり》に結構《けっこう》

怪談牡丹灯籠
文久元（1861）年から元治元（1864）年の頃の作で、怪奇物語集『御伽婢子（おとぎぼうこ）』に当時の実話などを織り交ぜて作られた怪談噺です。明治25（1892）年には歌舞伎になり、人気を集めました。

寛宝
本来なら「寛保」と書くべきところです。江戸時代の元号で、寛保3年は1744年に当たります。

湯島天神
東京都文京区湯島3丁目にある神社です。

本郷三丁目
現在の東京都文京区にある地名です。

鬢
頭の左右側面の髪の毛、耳際の髪をいいます。

浅葱

なお袴《はかま》を着《つ》け、雪駄《せった》を穿《は》いて前《まえ》に立《た》ち、背後《うしろ》に浅葱《あさぎ》の法被《はっぴ》に梵天帯《ぼんてんおび》を締《し》め、真鍮巻《しんちゅうまき》の木刀《ぼくとう》を差《さ》したる中間《ちゅうげん》が附添《つきそ》い、此《こ》の藤新《ふじしん》の店先《みせさき》へ立寄《たちよ》って腰《こし》を掛《か》け、列《なら》べてある刀《かたな》を眺《なが》めて。

侍《さむらい》「亭主《ていしゅ》や、其処《そこ》の黒糸《くろいと》だか紺糸《こんいと》だか知《し》れんが、あの黒《くろ》い色《いろ》の刀柄《つか》に南蛮鉄《なんばんてつ》の鍔《つば》が附《つ》いた刀《かたな》は誠《まこと》に善《よ》さそうな品《しな》だな、ちょっとお見《み》せ」

亭《てい》「へい／＼《へい》、こりゃお茶《ちゃ》を差上《さしあ》げな、今日《きょう》は天神《てんじん》の御祭礼《ごさいれい》で大層《たいそう》に人《ひと》が出《で》ましたから、定《さだ》めし往来《おうらい》は埃《ほこり》で嘸《さぞ》お困《こま》りあそばしましたろう」

ワンポイントアドバイス

三遊亭円朝や桂歌丸などによって演じられた牡丹灯籠の名演を聴いてみましょう。そうして自分も真似してみると、上手にこの話をすることができるようになるのではないでしょうか。

浅葱色、緑がかった薄い藍色で、「うすあお」「しらあお」ともいいます。

梵天帯
茶と赤の糸で織った薄い色の帯のことと思われます。

真鍮巻
真鍮をまいた木刀です。

中間
武士に仕え、雑務を行う家来のことをいいます。

刀柄
刀剣や弓などの手で握る部分のことです。

南蛮鉄
室町末期から江戸時代において、舶来の精錬した鉄の名称です。

鍔
刀剣装備の付属金具です。柄を握る拳の防御具の部分をいいます。

定めし
「きっと」「たぶん」という意味です。

三遊亭円朝
天保10（1839）年‐明治33（1900）年
落語家。江戸生まれ。演目の創作をはじめ落語家として目覚ましい活躍を見せたほか、速記本の普及にも努めます。二葉亭四迷らの言文一致運動に多大な影響を与え、現代日本語の元祖といえる人です。

小《ちい》さき者《もの》へ

有島武郎《ありしまたけお》

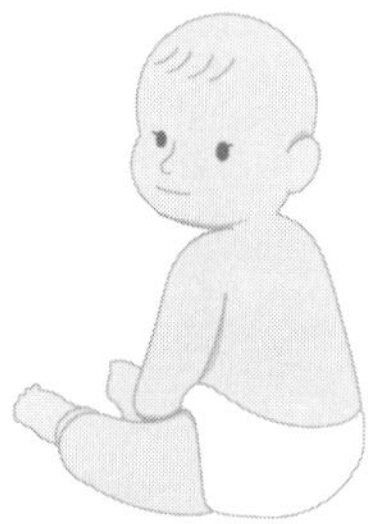

お前《まえ》たちが大《おお》きくなって、一人前《いちにんまえ》の人間《にんげん》に育《そだ》ち上《あが》った時《とき》、――その時《とき》までお前《まえ》たちのパパは生《い》きているかいないか、それは分《わか》らない事《こと》だが――父《ちち》の書《か》き残《のこ》したものを繰拡《くりひろ》げて見《み》る機会《きかい》があるだろうと思《おも》う。その時《とき》この小《ちい》さな書《か》き物《もの》もお前《まえ》たちの眼《め》の前《まえ》に現《あら》われ出《で》るだろう。時《とき》はどんどん移《うつ》って行《い》く。お前《まえ》たちの父《ちち》なる私《わたし》がその時《とき》お前《まえ》たちにどう映《うつ》るか、それは想像《そうぞう》も出来《でき》ない事《こと》だ。恐《おそ》らく私《わたし》が今《いま》ここで、

小さき者へ

若くして世を去った妻の亡き後、幼い子どもたちに向けて綴られた父の深い愛情が伝わってくる作品です。子どもたちのうちの一人は後に俳優・森雅之となり、映画やドラマ、舞台で大いに活躍しました。

過《す》ぎ去《さ》ろうとする時代《じだい》を嗤《わら》い憐《あわ》れんでいるように、お前《まえ》たちも私《わたし》の古臭《ふるくさ》い心持《こころもち》を嗤《わら》い憐《あわ》れむのかも知《し》れない。私《わたし》はお前《まえ》たちの為《た》めにそうあらんことを祈《いの》っている。お前《まえ》たちは遠慮《えんりょ》なく私《わたし》を踏台《ふみだい》にして、高《たか》い遠《とお》い所《ところ》に私《わたし》を乗《の》り越《こ》えて進《すす》まなければ間違《まちが》っているのだ。然《しか》しながらお前《まえ》たちをどんなに深《ふか》く愛《あい》したものがこの世《よ》にいるか、或《あるい》はいたかという事実《じじつ》は、永久《えいきゅう》にお前《まえ》たちに必要《ひつよう》なものだと私《わたし》は思《おも》うのだ。

ワンポイントアドバイス

母を亡くした子どもたちに残した手記です。小さな子どもに話しかけるように読んでみてはいかがでしょうか。子どもたちの将来を思う父の言葉を伝える文章に、しみじみと命が吹き込まれることでしょう。

有島武郎

明治11（1878）年・大正12（1923）年
東京生まれ。小説家。志賀直哉、武者小路実篤たちと雑誌『白樺』を創刊し、『カインの末裔』『生れ出づる悩み』『或る女』などを書きました。他に『一房の葡萄』といった童話なども残しています。

五十音《ごじゅうおん》

北原白秋《きたはらはくしゅう》

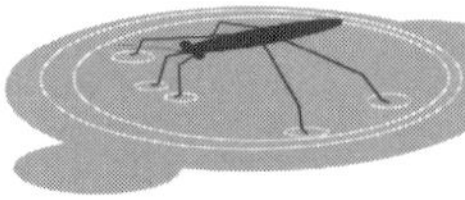

水馬赤《あめんぼあか》いな。ア、イ、ウ、エ、オ。
浮藻《うきも》に小蝦《こえび》もおよいでる。
柿《かき》の木《き》、栗《くり》の木《き》。カ、キ、ク、ケ、コ。
啄木鳥《きつつき》こつこつ、枯《か》れけやき。
大角豆《ささげ》に酢《す》をかけ、サ、シ、ス、セ、ソ。
その魚浅瀬《うおあさせ》で刺《さ》しました。
立《た》ちましょ、喇叭《らっぱ》で、タ、チ、ツ、テ、ト。
トテトテタッタと飛《と》び立《た》った。
蛞蝓《なめくじ》のろのろ、ナ、ニ、ヌ、ネ、ノ。
納戸《なんど》にぬめって、なにねばる。

五十音
白秋が残した数多くの童謡のうちのひとつで、「外郎売」とならび、発声練習や滑舌の向上に広く用いられています。生き物や食べ物を題材にしたリズミカルな詩歌で、子どもが仮名を学ぶ手だてとして普及しました。

大角豆
白・黒・褐色・赤褐色など、品種によって異なる豆の一種。我が国では古代から食用として使われていました。

納戸
衣服、調度類、器財などを納めておく部屋のことです。一般には屋内の物置部屋をいいます。

鳩《はと》ぽっぽ、ほろほろ。ハ、ヒ、フ、ヘ、ホ。
日向《ひなた》のお部屋《へや》にゃ笛《ふえ》を吹《ふ》く。
蝸牛《まいまい》、螺旋巻《ねじまき》、マ、ミ、ム、メ、モ。
梅《うめ》の実《み》落《お》ちても見《み》もしまい。
焼栗《やきぐり》、ゆで栗《ぐり》。ヤ、イ、ユ、エ、ヨ。
山田《やまだ》に灯《ひ》のつく宵《よい》の家《いえ》。
雷鳥《らいちょう》は寒《さむ》かろ、ラ、リ、ル、レ、ロ。
蓮花《れんげ》が咲《さ》いたら、瑠璃《るり》の鳥《とり》。
わい、わい、わっしょい。ワ、ヰ《イ》、ウ、ヱ《エ》、ヲ。
植木屋《うえきや》、井戸換《いどがえ》へ、お祭《まつり》だ。

ワンポイントアドバイス

可愛い感じのする詩です。童心に返って元気よく、大きな声で音読してみましょう。小学校に入って最初に手にした教科書や一生懸命そらんじた九九など、学ぶことの原点を思い出させてくれそうです。

雷鳥
冬は雌雄ともほぼ全身白色の羽毛に抜け変わり、足の指先まで白色羽毛で覆われる山鳥です。

瑠璃
紫がかった紺色、また紺碧色のことをいいます。

井戸換へ
「井戸替」とも書きます。井戸水を清めるため、井戸の中の水やごみをすっかりくみ出して掃除する行事で、普通は7月7日または6月中に行われました。

北原白秋
明治18（1885）年・昭和17（1942）年
福岡県生まれ。詩人、歌人、童謡作家。三木露風とともに「白露時代」を築いた、近代日本の代表的な詩人・作詞家です。「この道」「雨ふり」をはじめとする童謡は、誰もが口ずさんだことがあるのではないでしょうか。

噛《か》む

北原白秋《きたはらはくしゅう》

氷柱《つらら》噛《か》む、
白《しろ》き犬《いぬ》
月《つき》かげを噛《か》む。

砕《くだ》くなり。
この光《ひかり》
痛烈《つうれつ》に光《ひか》るなり。

何《なん》ぞ。誰《た》ぞ。
この犬《いぬ》の怖《おそ》るるもの。

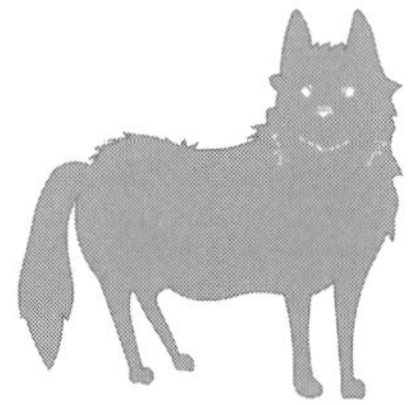

海豹と雲
昭和4（1929）年、白秋が44歳の時に出版された詩集で、「噛む」も収録されています。海豹とはアザラシのことです。『海豹と雲』は円熟期の作品にあたり、出版された年に『白秋全集』の刊行も始まりました。

何ぞ
「なにをだ?」という意味です。

誰ぞ
「だれをだ?」という意味です。

蒼蠅《さばえ》なす神《かみ》は澄《す》む、
木《き》にも岩《いわ》にも。
光《ひか》るなり、
氷柱《つらら》の神《かみ》。
犬《いぬ》は噛《か》む。
月《つき》かげを噛《か》む、
かりかりと噛《か》む。

ワンポイントアドバイス

「五十音」とは趣が異なる、ちょっと不気味な感じのする詩です。北原白秋は言葉の魔術師です。その羅列であたかも命が芽生えて行くような、白秋が選んで置く言葉。それを感じてもらえたらと思います。

蒼蠅
陰暦5月頃の蝿のように煩わしくいとわしい、邪神・悪神、疫神・疫病神をいいます。

北原白秋
明治18（1885）年・昭和17（1942）年
父の反対を押し切って上京し、早稲田大学英文科予科に入学した白秋は、『邪宗門』『思ひ出』『桐の花』といった傑作を世に出していきます。晩年には病により視力を失いながらも、創作を続けました。

草枕《くさまくら》

夏目漱石《なつめそうせき》

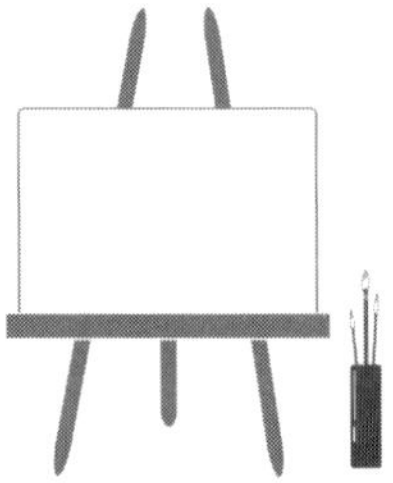

山路《やまみち》を登《のぼ》りながら、こう考《かんが》えた。
智《ち》に働《はたら》けば角《かど》が立《た》つ。情《じょう》に棹《さお》させば流《なが》される。意地《いじ》を通《とお》せば窮屈《きゅうくつ》だ。とかくに人《ひと》の世《よ》は住《す》みにくい。
住《す》みにくさが高《こう》じると、安《やす》い所《ところ》へ引《ひ》き越《こ》したくなる。どこへ越《こ》しても住《す》みにくいと悟《さと》った時《とき》、詩《し》が生《うま》れて、画《え》が出来《でき》る。
人《ひと》の世《よ》を作《つく》ったものは神《かみ》でもなければ鬼《おに》でもない。やはり向《むこ》う三軒両隣《さんげんりょうどな》りにちらちらするただの人《ひと》である。ただの人《ひと》が作《つく》った人《ひと》の世《よ》

草枕
明治39（1906）年発表。漱石初期の名作といわれ、冒頭の一節は特に有名です。いつの世も変わらない人々のしがらみを思い、思わずうなずいてしまう人もいるのでは。漱石自身、神経衰弱や胃潰瘍に悩まされていたといいます。

智に働けば角が立つ
「理性のみで動こうとすると、人間関係がぎすぎすするため穏やかに暮らせなくなる」ということです。

情に棹させば流される
「感情的だと情に流されて、どうしようもなくなってしまう」という意味です。

安い
「過ごしやすい」あるいは「安逸なところ」という意味です。

が住《す》みにくいからとて、越《こ》す国《くに》はあるまい。あれば人《ひと》でなしの国《くに》へ行《い》くばかりだ。人《ひと》でなしの国《くに》は人《ひと》の世《よ》よりもなお住《す》みにくかろう。越《こ》す事《こと》のならぬ世《よ》が住《す》みにくければ、住《す》みにくい所《ところ》をどれほどか、寛容《くつろげ》て、束《つか》の間《ま》の命《いのち》を、束《つか》の間《ま》でも住《す》みよくせねばならぬ。ここに詩人《しじん》という天職《てんしょく》が出来《でき》て、ここに画家《がか》という使命《しめい》が降《くだ》る。あらゆる芸術《げいじゅつ》の士《し》は人《ひと》の世《よ》を長閑《のどか》にし、人《ひと》の心《こころ》を豊《ゆた》かにするが故《ゆえ》に尊《たっ》とい。

寛容て
「心を広くして、他人の言動をよく受け入れること」です。

芸術の士
「芸術に志す人」という意味です。

ワンポイントアドバイス

明治時代に書かれたとは思えないほど読みやすい文章ですね。テンポも良くて、知性が光ります。その光る部分がどこにあるのかを見つけるようにして読んでいくと、ぐっと味わいを感じることにつながるでしょう。

夏目漱石
慶応3（1867）年・大正5（1916）年
数々の名作を書き上げた漱石は、装丁（表紙やカバー等の本のデザイン）にもこだわりを持っていました。『吾輩は猫である』出版の際には美しい本を出すことを喜び、『こころ』や『硝子戸の中』では自ら装丁を手掛けています。

千曲川《ちくまがわ》のスケッチ

島崎藤村《しまざきとうそん》

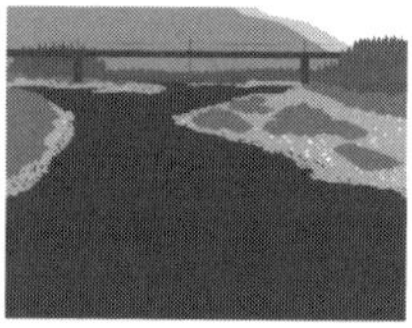

敬愛《けいあい》する吉村《よしむら》さん――樹《しげる》さん――私《わたし》は今《いま》、序《ついで》にかえて君《きみ》に宛《あ》てた一文《いちぶん》をこの書《しょ》のはじめに記《しる》すにつけても、矢張呼《やはりよ》び慣《な》れたように君《きみ》の親《した》しい名《な》を呼《よ》びたい。私《わたし》は多年心掛《たねんこころが》けて君《きみ》に呈《てい》したいと思《おも》っていたその山上生活《さんじょうせいかつ》の記念《きねん》を漸《ようや》く今纏《いままと》めることが出来《でき》た。

樹《しげる》さん、君《きみ》と私《わたし》との縁故《えんこ》も久《ひさ》しい。私《わたし》は君《きみ》の生《うま》れない前《まえ》から君《きみ》の家《うち》にまだ少年《しょうねん》の身《み》を托《たく》して、君《きみ》が生《うま》れてからは幼《おさな》い時《とき》の君《きみ》を抱《いだ》き、君《きみ》をわが背《せ》に乗《の》せて歩《ある》いた。君《きみ》が日本橋《にほんばし》

千曲川のスケッチ

詩人であった藤村が後に小説家になる転換点に位置する作品です。長野県の小諸義塾へ赴任した折の体験を基に、土地の有り様や人々の生活を描いています。上京の翌年に出版された長編小説『破戒』も小諸で書き始められました。

序

「序文」としてもいい言い方ですが、江戸時代、明治時代の本には「序」と書いて「ついで」と読んでいるものが少なくありません。

呈したい

「呈する」は「進呈する」「贈る」という意味です。

久松町《ひさまつちょう》の小学校《しょうがっこう》へ通《かよ》われる頃《ころ》は、私《わたし》は白金《しろかね》の明治学院《めいじがくいん》へ通《かよ》った。君《きみ》と私《わたし》とは殆《ほと》んど兄弟《きょうだい》のようにして成長《せいちょう》して来《き》た。私《わたし》が木曽《きそ》の姉《あね》の家《うち》に一夏《ひとなつ》を送《おく》った時《とき》には君《きみ》をも伴《ともな》った。その時《とき》がたしか君《きみ》に取《と》っての初旅《はったび》であったと覚《おぼ》えている。私《わたし》は信州《しんしゅう》の小諸《こもろ》で家《うち》を持《も》つように成《な》ってから、二夏《ふたなつ》ほどあの山《やま》の上《うえ》で妻《つま》と共《とも》に君《きみ》を迎《むか》えた。その時《とき》の君《きみ》は早《は》や中学《ちゅうがく》を卒《お》えようとするほどの立派《りっぱ》な青年《せいねん》であった。

ワンポイントアドバイス

吉村樹という青年は、藤村が東京遊学中に居留した家の息子です。小説『家』ではこの青年がモデルとして描かれています。藤村は彼をまるで自分の弟のように思って、この手紙を書いているのです。

日本橋久松町の小学校
明治6（1873）年に、第一大学区第一中学区二番小学久松学校として創立されました。

白金の明治学院
現在の明治学院大学です。

木曽
長野県南西部、御嶽の東、木曾山脈の西側、木曾川の上流域を占める地域です。

小諸
長野県東部の地名。浅間山の南西側、千曲川の流域にあります。江戸時代は牧野氏一万五千石の城下町でした。

島崎藤村
明治5（1872）年・昭和18（1943）年
藤村が6年を過ごした小諸は、彼が家庭を持ち子どもが生まれた場所でもあります。代表作『破戒』は自費出版で世に出たもので、小諸在住の折には金の工面に苦労せざるを得なかった様子も伝えられています。

秋刀魚《さんま》の歌《うた》

佐藤春夫《さとうはるお》

あは《わ》れ　秋風《あきかぜ》よ　情《こころ》あらば伝《つた》へ《え》てよ
——男《おとこ》ありて　今日《きょう》の夕餉《ゆうげ》に　ひとり
さんまを食《くら》ひ《い》て　思《おも》ひ《い》にふける　と。

さんま、さんま
そが上《うえ》に青《あお》き蜜柑《みかん》の酸《す》をしたたらせて
さんまを食《くら》ふ《う》はその男《おとこ》がふる里《さと》のならひ《い》なり。
そのならひ《い》をあやしみなつかしみて女《おんな》は
いくたびか青《あお》き蜜柑《みかん》をもぎて夕餉《ゆうげ》にむかひ《い》けむ《ん》。
あは《わ》れ、人《ひと》に捨《す》てられんとする人妻《ひとづま》と

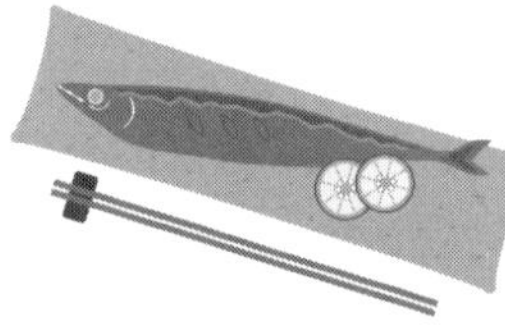

秋刀魚の歌
春夫が作家として活躍していく端緒として谷崎潤一郎の推薦がありましたが、谷崎の妻・千代をめぐる三角関係から、友人関係にあった二人の関係は一変します。「秋刀魚の歌」は千代への思慕を綴った作品です。

あはれ
「切ないねえ」という意味です。

夕餉
「夕食」の意味です。

（男）が（ふる里）
「連体格用法」と呼ばれるものです。受ける体言が下の体言に対して修飾限定の関係に立つことを示します。現代語では「が」の代わりに「の」が用いられます。

あやしみなつかしみて
「不思議に思って、それでもおもしろがって」という意味です。

妻《つま》にそむかれたる男《おとこ》と食卓《しょくたく》にむかへ《え》ば、
愛《あい》うすき父《ちち》を持《も》ちし女《おんな》の児《こ》は
小《ちい》さき箸《はし》をあやつりなやみつつ
父《ちち》ならぬ男《おとこ》にさんまの腸《はら》をくれむ《ん》と言《い》ふ《う》にあらずや。

あは《わ》れ　秋風《あきかぜ》よ　汝《なれ》こそは見《み》つらめ
世《よ》のつねならぬかの団欒《まどい》を。
いかに　秋風《あきかぜ》よ　いとせめて　証《あかし》せよ
かの一《ひと》ときの団欒《まどい》ゆめに非《あら》ずと。

ワンポイントアドバイス

友人・谷崎潤一郎の妻への同情が恋心に変わり、ついにその女性を自分のものにした喜びと、反対に声にならない哀しみと切なさを歌ったものです。でもちょっと自虐的に笑ってしまっていますね。

腸をくれむと言ふにあらずや
「秋刀魚のはらわたをあげるよと言っているよ」という意味です。

汝こそは見つらめ
「お前だけは見ていただろう」という意味です。

団欒
「親しい者同士が集まって、楽しく語りあったりして時を過ごすこと」です。

いとせめて　証せよ
「せめて頼むから、証明してくれないか」という意味です。

ゆめに非ずと
「夢ではなかったということを」という意味です。

佐藤春夫
明治25（1892）年・昭和39（1964）年 和歌山県生まれ。詩人、小説家。詩と小説のほか、戯曲、評伝、随筆、評論、童話、翻訳など、文学のありとあらゆる分野に足跡を残しています。代表作に小説『田園の憂鬱』、詩集『殉情詩集』などがあります。

出典・参考文献

坊っちゃん　夏目漱石……『漱石全集第二巻』岩波書店

走れメロス　太宰 治……『少年少女日本文学館12 走れメロス・山椒魚』講談社

学問のすすめ　福沢諭吉……『明治文化叢書 学問のすすめ』日本評論社

寒中の木の芽　内村鑑三……『内村鑑三全集3』岩波書店

怪人二十面相　江戸川乱歩……『怪人二十面相』大日本雄弁会講談社

吾輩は猫である　夏目漱石……『漱石全集第一巻』漱石全集刊行会

非凡人と凡人の遺書　岡本一平……『日本の名随筆 別巻17 遺言』作品社

檸檬　梶井基次郎……『檸檬』東京楽譜出版社

再び歌よみに与ふる書　正岡子規……岩波文庫『歌よみに与ふる書』岩波書店

平凡　二葉亭四迷……新潮文庫 第五十四編『平凡』新潮社

恋　与謝野晶子……『晶子詩篇全集』実業之日本社

希望について　三木 清……新潮文庫『人生論ノート』新潮社

宮本武蔵　吉川英治……『宮本武蔵 第一巻』講談社

外郎売……『やる気が出る 外郎売CDブック』自由国民社

女生徒　太宰 治……角川文庫『女生徒』角川書店

手袋を買いに　新美南吉……『日本の童話名作選 手ぶくろを買いに』偕成社

杜子春　芥川龍之介……岩波少年文庫『羅生門 杜子春』岩波書店

湖上　中原中也……角川ソフィア文庫『中原中也全詩集』角川学芸出版

源氏物語　紫式部……講談社学術文庫『源氏物語湖月抄（上）増注』講談社

曼珠沙華　斎藤茂吉……『日本の名随筆1 花』作品社

平家物語……『新古典文学大系44 平家物語 上』岩波書店

若菜集　島崎藤村……新潮文庫『藤村詩集』新潮社

おくのほそ道　松尾芭蕉……『おくのほそ道』研精堂

百日紅　高浜虚子……『定本 高浜虚子全集 第九巻』毎日新聞社

竹取物語……『日本古典文学大系9 竹取物語・伊勢物語・大和物語』岩波書店

智恵子抄　高村光太郎……新潮文庫『智恵子抄』新潮社

舞姫　森 鷗外……『筑摩現代文学大系4 森鷗外集』筑摩書房

荒城の月　土井晩翠……『天地有情』改造社

ごんぎつね　新美南吉……『少年少女日本文学館 第15巻 ごんぎつね・夕鶴』講談社

七つの子／青い眼の人形　野口雨情……『童謡と童心芸術』同文館

木蓮　寺田寅彦……岩波文庫『柿の種』岩波書店

測量船　三好達治……『創元選書13 詩集 春の岬』創元社

徒然草　吉田兼好……『新日本古典文学大系39 方丈記・徒然草』岩波書店

秋くらげ／小景異情　室生犀星……『愛の詩集 室生犀星第一詩集』感情詩社
『現代日本文学大系47 室生犀星・萩原朔

太郎集』筑摩書房
枕草子　清少納言……岩波文庫『枕草子春曙抄 上』岩波書店
細雪　谷崎潤一郎……『現代日本文学全集71（谷崎潤一郎集 第2）』筑摩書房
ロミオとヂュリエット　シェークスピヤ、訳：坪内逍遥……『新修シェークスピヤ全集 第二十五巻 ロミオとヂュリエット』中央公論社
猿の喰逃げ／こさめ　薄田泣菫……岩波文庫『泣菫詩抄』岩波書店
桜の森の満開の下　坂口安吾……『現代日本文学大系77 太宰治・坂口安吾集』筑摩書房
夜　竹久夢二……小学館文庫『童話集春』小学館
竹　萩原朔太郎……『現代日本文学大系47 室生犀星・萩原朔太郎集』筑摩書房
三角と四角　巌谷小波……『小波お伽全集 第十二巻』小波お伽全集刊行会
俊寛　倉田百三……『歌はぬ人』岩波書店
次郎物語　下村湖人……『次郎物語 第一部』小山書店
一握の砂　石川啄木……『現代日本文学大系26 北原白秋・石川啄木集』筑摩書房
桜桃　太宰 治……『現代日本文学大系77 太宰治・坂口安吾集』筑摩書房
怪談牡丹灯籠　三遊亭円朝……『円朝全集 巻の二』春陽堂
小さき者へ　有島武郎……『有島武郎全集 第二巻』叢文閣
五十音　北原白秋……『白秋全集 25』岩波書店
噛む　北原白秋……『白秋全集5』岩波書店
草枕　夏目漱石……『現代日本文学全集65 夏目漱石集（三）』筑摩書房
千曲川のスケッチ　島崎藤村……『現代日本文学全集第十六篇（島崎藤村集）』改造社
秋刀魚の歌　佐藤春夫……『近現代詩歌』河出書房新社

・漢字の振り仮名は、原典を現代仮名遣いに変更しました。原典に振り仮名のない漢字には、文脈より適当と考えられる振り仮名を付しました。
・音読をしやすいように、漢字を新字体に変更した箇所、旧仮名遣いを現代仮名遣いに変更した箇所、字下げをした箇所、行を続けた箇所、符号を省いた箇所等、表記を改めた箇所があります。
・現代の観点では差別的な表現・語句が使われている箇所がありますが、原作の独自性・文化性を踏まえ、そのまま収録しました。

心とカラダを整える
おとなのための１分音読

2017年12月20日 初版第1刷発行
2021年 3 月12日 初版第27刷発行

著　者　山口謠司

カバーイラスト　村山宇希
カバーデザイン　吉村朋子
本文イラスト・DTP　山田夏実
企　画　徳田祐子（自由国民社）
校　正　浅沼理恵

発行者　伊藤 滋
発行所　株式会社自由国民社
〒171-0033 東京都豊島区高田 3-10-11
電　話　03-6233-0781（営業部）
03-6233-0786（編集部）
http://www.jiyu.co.jp/
印刷所　株式会社 光邦
製本所　新風製本株式会社